肿瘤防治科普丛书

头颈部肿瘤

主 编

周晓红

副主编

李真华 吴 剑

人民卫生出版社

图书在版编目（CIP）数据

头颈部肿瘤/重庆市肿瘤医院，重庆大学附属肿瘤医院组织编写.—北京：人民卫生出版社，2018

（肿瘤防治科普丛书）

ISBN 978-7-117-26527-0

I. ①头… Ⅱ. ①重…②重… Ⅲ. ①头颈部肿瘤 – 防治 Ⅳ. ①R739.91

中国版本图书馆 CIP 数据核字（2018）第 070731 号

人卫智网	**www.ipmph.com**	医学教育、学术、考试、健康，购书智慧智能综合服务平台
人卫官网	**www.pmph.com**	人卫官方资讯发布平台

肿瘤防治科普丛书：头颈部肿瘤

组织编写：重庆市肿瘤医院　重庆大学附属肿瘤医院
出版发行：人民卫生出版社（中继线 010-59780011）
地　　址：北京市朝阳区潘家园南里 19 号
邮　　编：100021
E - mail：pmph @ pmph.com
购书热线：010-59787592　010-59787584　010-65264830
印　　刷：三河市潮河印业有限公司
经　　销：新华书店
开　　本：889×1194　1/32　印张：4.5
字　　数：125 千字
版　　次：2018 年 5 月第 1 版　2019 年 3 月第 1 版第 2 次印刷
标准书号：ISBN 978-7-117-26527-0/R·26528
定　　价：25.00 元
打击盗版举报电话：010-59787491　E-mail：WQ @ pmph.com
（凡属印装质量问题请与本社市场营销中心联系退换）

丛书编委会
（排名不分先后）

《头颈部肿瘤》编委会成员
（排名不分先后）

主　编

周晓红

副主编

李真华　吴　剑

编　委

周晓红	李真华	吴　剑	葛家华	何　云
张成瑶	刘　虹	周迎春	张玉莲	黄　闯
叶　果	赵彦广	汤　喜	孙　颖	莫金华
王洪鹏	龚靖淋	刘一秀	杨　鑫	唐朝贤
周　莲	王亚晖			

序言一

众所周知，恶性肿瘤已成为威胁人类生命和健康的首要敌人。不论城市还是农村，肿瘤都是中国居民的主要死亡原因。肿瘤防治是生命科学研究领域的难题。全球癌症报告显示：2012 年，中国新增 307 万癌症患者并造成约 220 万人死亡，分别占全球总量的 21.9% 和 26.8%；中国肿瘤发病率以每年大约 3% 的速度递增，中国新增和死亡病例世界第一。由于人们对肿瘤预防认知不足，缺乏癌症筛查和早诊早治的意识，就诊普遍偏晚，导致中国癌症死亡率高于全球平均水平。

习近平总书记在全国卫生与健康大会上指出，没有全民健康，就没有全面小康，要把人民健康放在优先发展的战略地位，加快推进健康中国建设。基于我国肿瘤防治严峻形势，可以说，健康中国，肿瘤先行，科普优先。肿瘤防治科学知识的普及，对于提高全民防癌意识，正确认识肿瘤筛查，科学理解肿瘤诊治，降低肿瘤发病率，提高治愈率，节约社会卫生资源，提升我国健康水平，具有极其重要的意义。

近年来，国内肿瘤防治工作者已编写了多本肿瘤防治科普书籍，从不同角度与层面介绍肿瘤防治相关科普知识，但瘤种全覆盖的成套肿瘤防治科普丛书尚缺乏。吴永忠教授团队长期从事肿瘤防治工作，具有丰富的经验，创新性地在重庆构建了"一网一链"肿瘤防治体系。本丛书的编写顺应国家重视科普，大力向全社会推广医学科普知识的要求，以系统介绍肿瘤防治"一链"科普知识，即围绕肿瘤的认识预防、早期筛查、规范诊疗、康复管理为一体的完整诊疗服务链为鲜明特色，科学实用地介绍有关防癌抗癌的科普知识。

该丛书以一问一答的形式，通过通俗易懂的语言，生动形象的插图，站在患者角度介绍临床实际中的常见问题，力图将肿瘤医学专业知识变为普通民众易懂易记的常识。相信该丛书将对提高患者及家属对肿瘤总体认识、增强全民防癌抗癌知识起到重要的推进作用。期盼该丛书能够早日出版发行！

中国工程院院士
于金明
2018年2月

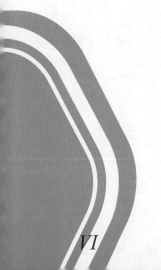

序言二

作为全国癌症防治协作网络成员单位、区域性肿瘤防治中心的重庆市肿瘤医院长期肩负恶性肿瘤防治任务，已经形成融科普宣教、早期筛查、规范诊疗、康复管理为一体的肿瘤完整诊疗服务链。

近年来，我国恶性肿瘤死亡率呈明显上升趋势，已成为城乡居民的第一位死因，严重影响人民群众健康及生命安全。对于恶性肿瘤来说，预防胜于治疗。因此，加强肿瘤预防的科普教育刻不容缓，也是重庆市肿瘤医院为提高大众的肿瘤预防科普知识、提高综合医疗服务质量以及提高国民生活素质应尽的责任！

为此，重庆市肿瘤医院组织全院专家编写本套《肿瘤防治科普丛书》，普及防癌知识和科学理念，引导公众关注癌症和癌症患者；正确认识癌症的成因、预防和治疗，消除癌症认识误区；推广科学规范的诊疗模式，切实提高癌症防治水平；帮助癌症患者及其家属树立正确认识癌症的观念和战胜癌症的信心，提高患者生命质量！

重庆市肿瘤医院 重庆大学附属肿瘤医院 院长
中国抗癌协会肿瘤放射治疗专业委员会副主任委员
重庆市医学会肿瘤专委会主任委员
吴永忠
2018 年 3 月

前言

　　头颈部肿瘤的发病率逐年升高，头颈部恶性肿瘤包括甲状腺癌、口腔癌、咽-喉癌、鼻-鼻窦癌，鼻咽癌等，除了甲状腺癌外，一般恶性程度均较高，5 年生存率低。头颈部肿瘤早期诊断率低，很多肿瘤在早期不容易被察觉，等到出现明显症状时已经到了中晚期，错过最佳治疗时机。头颈部肿瘤因为其部位特殊，很多会影响面容、咀嚼、吞咽、呼吸、语言发声等重要生活功能，一旦损害，患者生活质量会受到很大影响；很多头颈部肿瘤的首发症状可能是颈部包块的出现，却往往被当作淋巴结发炎来治疗，缺乏规范的检查和治疗过程。所以，如何提高头颈部肿瘤患者的健康意识，早诊早治是当前的首要任务。

　　头颈部肿瘤的发生发展与生活环境及饮食习惯密切相关，如口腔癌多与长期烟酒嗜好、咀嚼槟榔、口腔卫生差等不良生活习惯有关；甲状腺癌与射线接触有关，改变这些不良习惯和做好防护为头颈部肿瘤的早期预防提供了可能。而如何做好三级防护，需要有专业知识的医务人员做好科普工作。

　　本书分别从预防、早期诊断、规范治疗、康复管理四个方面加以阐述，旨在为读者提供通俗易懂的科普知识，正确认识头颈部肿瘤，缓解不必要的焦虑情绪，学会在日常生活中做好三级预防，学会自我检查，及时发现，积极面对和接受专科医院的规范化诊疗，以获得良好的预后，提高生存率和生活质量。

周晓红

2018 年 2 月

重庆市肿瘤医院
重庆大学附属肿瘤医院

重庆市肿瘤医院、重庆大学附属肿瘤医院、重庆市肿瘤研究所、重庆市癌症中心是集医疗、教学、科研、预防、康复为一体的国家三级甲等肿瘤专科医院，牵头重庆市肿瘤防治、科普宣传、技术研究和区域肿瘤专科人才培训；是国家肿瘤药物临床试验机构、重庆市肿瘤临床医学研究中心、重庆市肿瘤医疗质量控制中心、重庆市肿瘤放射治疗质量控制中心；是重庆市肿瘤防治办公室挂靠单位；是重庆市肿瘤防治科普基地和重庆市健康促进医院。

医院编制床位1480张，开放床位1800张，设有临床和医技科室31个，其中国家级重点专科1个、省级重点学科4个、省级临床重点专科7个、省级临床诊疗中心3个。医院年诊治病人50万余人次，住院病员5.5万余人次，外埠比例达22%，病员来源实现了全国所有省市区全覆盖。医院专业技术人员占90%以上，其中高级专业技术人员196人，其中博士106人，硕士328人，博士硕士研究生导师35人，重庆市学术学科带头人3人，后备学术学科带头人4人，国务院政府津贴专家9人，重庆市有突出贡献的中青年专家4人。

医院拥有国家临床药物试验机构、国家博士后科研工作站、市级重点实验室、市级临床医学研究中心、市级专家工作室、市级协同创新中心、市级院士专家工作站、市级众创空间、重庆市肿瘤精准医学转化创新创业团队等国家级省部级研究平台10个；拥有国家级住院医师规范化培训基地、国家博士后科研工作站、重庆大学研究生联合培养点、广西医科大学研究生培养基地、重庆医科大学硕士联合培养点、重庆市护士规范化培训基地、重庆市肿瘤专科护士培训基地等教学平台7个。

按照重庆市战略定位及卫生区域规划，医院秉承"敬业、诚信、求实、创新"的院训与"向善向上、尚德尚学"的核心文化，积极构建以重庆市肿瘤医院牵头的"1515"区域肿瘤防治网，网内同质化建立肿瘤登记、科普宣教、早期筛查、规范诊疗、康复管理为一体的肿瘤完整诊疗服务链，形成"一网一链"区域肿瘤防治体系，引导人民群众正确认识肿瘤的防诊治，不断创新理念与革新技术，提高医疗服务品质，努力建成国家肿瘤区域医疗中心，为人民群众提供全方位全周期健康服务。

目 录

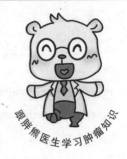

胖胖熊医生学习肿瘤知识

1 甲状腺癌

2 口腔癌

3 咽喉部恶性肿瘤

4 鼻 - 鼻窦恶性肿瘤

5 鼻咽癌

肿瘤防治科普丛书——头颈部肿瘤

XIX

1

甲状腺癌

什么是甲状腺?

甲状腺是人体最大的内分泌器官,位于颈部,气管的前方、甲状软骨下方。甲状腺的形状像一只蝴蝶,分别由甲状腺左叶、右叶及峡部组成。

在吞咽的时候,甲状腺会随着被膜而上下移动。不过,正常情况下,从体表并不能看到甲状腺的轮廓,也不能触及甲状腺。

当甲状腺"生病"时,时常伴有肿大发生,往往会看到甲状腺所在的部位膨隆,明显时患者自己照镜子都可以发现。

甲状腺产生甲状腺激素,参与机体的能量代谢调节。

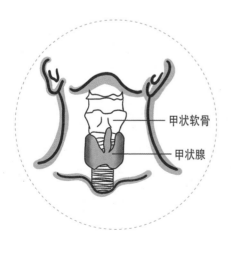

甲状软骨

甲状腺

认识我们的甲状腺

甲状腺是我们的内分泌器官，主要分泌甲状腺激素。这是人体一种非常重要的激素，能影响到儿童的体格发育和智力发育。

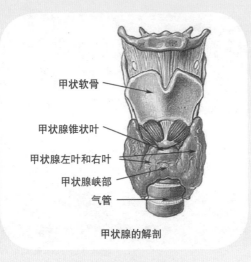

甲状软骨
甲状腺锥状叶
甲状腺左叶和右叶
甲状腺峡部
气管

甲状腺的解剖

◎ 甲状腺有哪些功能？

甲状腺是一个内分泌器官，组织学上主要由滤泡细胞和滤泡旁细胞构成，其中滤泡细胞合成和分泌甲状腺激素，滤泡旁细胞分泌降钙素。

降钙素主要参与人体的钙调节和骨代谢，而甲状腺激素是人体在生长发育中必不可少的一种激素。

◎ 什么是甲状腺激素？主要有哪些重要的生理功能？

甲状腺激素是一种含碘的激素，是在甲状腺里面合成和分泌的。甲状腺激素的主要生理功能有：

● 促进人体的新陈代谢

主要促进人体的分解代谢，增加全身组织耗氧量，增加产热，促进脂肪、葡萄糖、蛋白质等营养物质的氧化分解过程。因此，甲状腺激素分泌过多，会导致人体的营养物质加速分解，人体从而消瘦。

● 促进人体的生长发育

尤其对婴幼儿骨骼、脑和生殖器官的生长发育起着重要的作用。幼儿时期缺乏甲状腺激素会导致呆小症，幼儿的身材矮小和智力低下。成年人出现甲状腺功能不全则可能引起黏液性水肿。

● 提高神经系统和心血管系统的兴奋性

甲状腺激素会提高大脑神经系统的兴奋性，进一步刺激心血管系统以及其他器官的活动。因此，甲状腺功能亢进（简称甲亢）的患者，中枢神经兴奋性增加，会出现心悸、出汗、失眠、进食和排便次数增多，体重减少，焦虑、烦躁、易怒，突眼及肌纤颤等症状，而甲状腺功能减退（简称甲减）的患者，中枢神经系统兴奋性降低，会出现水肿、精神萎靡、记忆力减退、发呆、性欲减退等症状。

幼年时甲状腺激素分泌不足

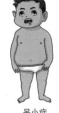

呆小症

简单来讲，甲状腺激素分泌过多会导致人体代谢加快，分泌过少会使代谢变慢，进而出现不同的症状。

● 影响胃肠功能的消化和吸收

甲状腺激素还能影响胃肠功能。

甲亢时，甲状腺激素增加胃肠蠕动、加快胃排空，导致肠吸收减少，出现顽固性腹泻；相反，甲减时，胃肠蠕动减弱，可出现腹胀和便秘。

成年时甲状腺激素分泌不足

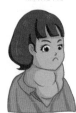

地方性甲状腺肿大

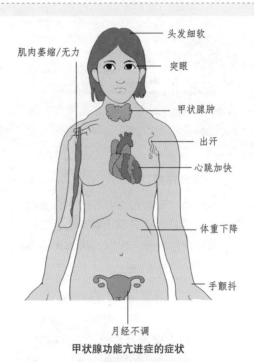

头发细软

肌肉萎缩/无力

突眼

甲状腺肿

出汗

心跳加快

体重下降

手颤抖

月经不调

甲状腺功能亢进症的症状

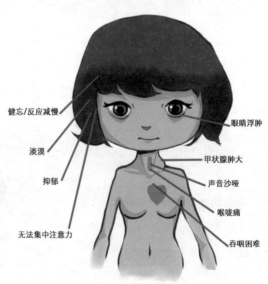

健忘/反应减慢

淡漠

抑郁

无法集中注意力

眼睛浮肿

甲状腺肿大

声音沙哑

喉咙痛

吞咽困难

甲状腺功能减退症的症状

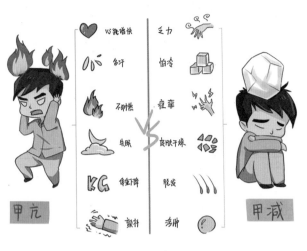

比较甲亢和甲减

◎ 什么是甲状腺功能检查?

甲状腺功能检查临床上俗称甲功,当医生怀疑你罹患甲状腺疾病时,通常会告知你"查一个甲功看看"。

甲状腺功能检查是通过抽取静脉血,化验血液里面一系列甲状腺相关的激素和蛋白,

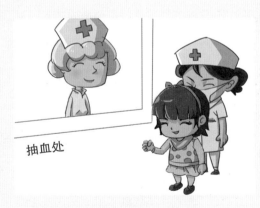

抽血处

通过这些激素和蛋白的水平,间接了解甲状腺是否"生病了"。

甲状腺功能检查包括多种生化指标,目前临床上常用的有:

5

甲状腺功能检查的常用指标

- T_3：总三碘甲状腺原氨酸；

- T_4：总甲状腺素；

- FT_3：游离三碘甲状腺原氨酸，是血液中游离甲状腺激素的活性形式；

- FT_4：游离四碘甲状腺原氨酸，是血液中游离的甲状腺激素；

- TG：甲状腺球蛋白；

- TSH：促甲状腺激素，是由垂体释放刺激甲状腺分泌甲状腺激素的一种激素；

- anti-TG：抗甲状腺球蛋白抗体，是甲状腺自身免疫抗体的一种；

- anti-TPO：抗甲状腺过氧化物酶抗体，是甲状腺自身免疫抗体的一种。

根据需要和检查目的，医生会为你选择是检查这些项目的全部指标或是部分指标。

◎ 什么是甲状腺激素 T_3 和 T_4？什么是游离 T_3（FT_3）和 T_4（FT_4）？

甲状腺激素是 T_4，T 是甲状腺（Thyroid Gland）的英文大写首写字母，4 表示 1 个分子含有 4 个碘原子，化学名为四碘甲状腺原氨酸。除了 T_4 外，甲状腺激素家族的另一个成员是 T_3，即一个甲状腺激素含有三个碘原子，化学名为三碘甲状腺原氨酸。

T_3 和 T_4 经甲状腺合成、分泌入血后，大部分和血液中的甲状腺激素结合蛋白结合，运送到全身各处。小部分 T_3 和 T_4 不和蛋白结合，以游离的形式存在于血液中，称为游离 T_3（FT_3）和游离 T_4（FT_4）。F 是英文 free（自由地、不受约束地）大写字母首写。

因此，T_3、T_4、FT_3 和 FT_4 都是甲状腺激素家族成员，是反映甲状腺功能的生化指标。通常，甲状腺功能亢进患者的甲状腺激素分泌增加，甲状腺功能减退患者的甲状腺激素分泌减少。

◎ 什么是促甲状腺激素？

促甲状腺激素（TSH）是由垂体分泌的一种激素，顾名思义，它可以促进甲状腺滤泡上皮细胞增生、增加甲状腺激素的合成和分泌，其作用是监督甲状腺是否正常工作，是甲状腺的"领导"，反映甲状腺和脑的反馈机制是否处于正常的运转状态。这是一种负反馈调节，即甲状腺分泌 T_4、T_3 过多后，垂体就会减少 TSH 的分泌，让甲状腺"减产"；如果甲状腺分泌 T_4、T_3 不足，垂体就会增加 TSH 分泌，让甲状腺"增产"。

因此，正常情况下 TSH 的含量变化与甲状腺激素的含量变化是相反的，甲状腺激素升高则 TSH 一般会降低，甲状腺激素低了则 TSH 一般会升高。

当甲状腺发生病变时，甲状腺激素分泌减少，垂体会增加 TSH 的分泌，不过此时因为甲状腺病变，不能够合成和分泌甲状腺激素，即使 TSH 再多，也爱莫能助！

◎ 什么是甲状腺球蛋白？

甲状腺球蛋白（TG）是甲状腺产生的一种蛋白，它的主要作用是存储甲状腺内的甲状腺激素。

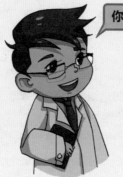

你要关注甲状腺

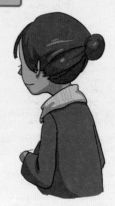

【医生提醒】

通过这些知识介绍，你或许已对甲状腺功能检查有了一定程度的了解。尽管如此，对于检测指标的解释，我们建议你仍找专科医生咨询，并在专科医生的指导下进行诊断、治疗和随访。

对于甲状腺全切术后和经过放射性碘（碘-131）治疗的甲状腺癌患者来说，TG 升高就提示可能有甲状腺癌细胞的残余或复发。

◉ 什么是甲状腺抗体？

甲状腺抗体通常是指抗甲状腺球蛋白抗体（anti-TG）、抗甲状腺过氧化物酶抗体（anti-TPO），它们是机体产生的针对甲状腺的自身免疫抗体，一旦这些抗体和甲状腺相应的蛋白结合，就会引起一系列炎症反应，损伤甲状腺。

甲状腺抗体对于桥本氏甲状腺炎有一定的诊断价值，桥本氏甲状腺炎时多伴有 anti-TG、anti-TPO 的升高，但其升高水平与甲状腺疾病的严重程度没有必然联系，也与治疗的效果无关。

◎ 甲状腺激素水平受什么因素影响？

甲状腺激素受到很多外在因素的影响，所以在查看甲状腺功能检查报告时，一定要综合考虑，不能盲目地根据一个指标的变化而轻易做出判断。

● **季节变化的影响**

甲状腺激素的水平会随着季节的变化而改变。在冬季，甲状腺激素的分泌和消耗都会明显增加；而在夏季，分泌和消耗会相应减少。老年人的波动更加明显。

● **疾病的影响**

①甲状腺内的高功能结节：顾名思义，就是可以生产甲状腺激素的结节。桥本氏甲状腺炎常伴有高功能甲状腺结节，因此甲状腺激素水平升高。

②亚急性甲状腺炎：亚急性甲状腺炎是造成体内甲状腺激素水平剧烈变化的原因之一。亚急性甲状腺炎的"甲亢期"，甲状腺激素升高，促甲状腺激素（TSH）下降；甲亢期结束后的"甲减期"，甲状腺激素下降，TSH升高。

③垂体疾病：由于垂体分泌TSH，当垂体发生肿瘤时（即垂体瘤），垂体肿瘤会分泌更多的TSH，进而作用于甲状腺，促进甲状腺合成和释放更多的甲状腺激素，导致甲状腺功能亢进，此时TSH和甲状腺激素水平同时增高；相反，垂体手术、炎症或缺血时，垂体功能下降，TSH分泌不足，甲状腺激素的合成和分泌也会相应减少，出现甲状腺功能减退。

④其他疾病：持续发热、接受大手术等都会造

成甲状腺激素大量消耗。此外，各种原因造成的大量失血（消化道出血、宫外孕出血等）也会导致甲状腺激素水平的降低。

● 药物的影响

患有甲减或做了甲状腺全切手术的患者，需要长期服用甲状腺激素（左甲状腺素钠片）替代治疗。如果没有规律服用，体内甲状腺激素水平会有明显的波动。

此外，抗抑郁药、降胆固醇药、治疗咽炎的碘含片会加重甲减病情，甚至诱发甲减。

含碘的消毒剂、抗哮喘药、祛痰药、胺碘酮、造影剂等可导致过量碘摄入。

● 激素的波动

人体内的雌激素及绒毛膜促性腺激素可影响甲状腺功能，因此服用任何形式的雌激素都能影响甲状腺检查的结果。更年期女性激素水平的波动也会影响 TSH 水平。

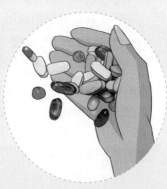

● 妊娠的影响

妊娠过程中，甲状腺会发生一系列的生理适应性变化，以满足机体对甲状腺激素的需求。妊娠早期，雌激素的剧烈波动会增加机体对甲状腺激素的需求，妊娠中晚期，游离的甲状腺激素可下降。

● 食物的影响

碘是甲状腺合成甲状腺激素的基本原料，其摄入量的明显改变，也会引起甲状腺激素的波动。以前，碘缺乏是造成甲减的常见原因，例如我国的山区、丘陵、荒漠地区缺碘很严重，儿童容易出现呆小症，而成年人会出现地方性甲状腺肿（粗脖根或大脖子病），孕期严重缺碘可能导致流产、早产、死产或者先天畸形的发生。自从我国在食盐中加入碘后，98%的地区已经基本消除了碘缺乏病。

◎ 抽血测定甲状腺激素水平需要空腹吗？

抽血测定甲状腺激素不需要空腹，也无需停服正在使用的与甲状腺相关的药物，只需在无剧烈活动，无情绪波动，环境温度适宜的安静状态下抽血即可。

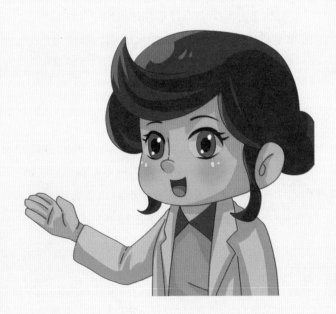

认识甲状腺癌

甲状腺结节是指甲状腺细胞在局部异常生长所引起的肿块，性质上可以是良性的，也可以是恶性的，一旦发现需要进一步检查，明确诊断。

◎ 什么是甲状腺结节？

甲状腺结节是指甲状腺细胞在局部异常生长所致的病变，是甲状腺最常见的一种病症。通俗来讲，就是甲状腺内部出现的团块状改变，多种疾病都可以引起甲状腺结节，例如甲状腺的退行性病变、肿瘤、炎症、自身免疫性甲状腺疾病等。

临床上，医生会通过单纯体检或甲状腺超声等发现患者的甲状腺结节。研究表明，在所有的甲状腺结节病例中，85%的甲状腺结节是良性结节，15%是恶性结节，也就是我们通常所说的甲状腺癌。

◎ 什么是甲状腺癌？

顾名思义，甲状腺内部的细胞发生了癌变就是甲状腺癌。目前，甲状腺癌已经成为发病率上升最快的实体肿瘤，在女性所有的癌症中排名第五位。我国甲状腺癌的发病率在过去10年间增长了近5倍。

◎ 甲状腺癌有几种类型？

根据甲状腺癌起源的组织细胞类型，病理学上主要分为乳头状癌、滤泡状癌、髓样癌、未分化癌四种。每一种癌均各有特点，临床表现、治疗方法和预后也不尽相同。

甲状腺癌病人中，超过90%的属于分化型甲状腺癌，包括乳头状甲状腺癌和滤泡性甲状腺癌。我们常说的"甲状腺癌效果好"只是指早期的分化型甲状腺癌（乳头状癌、滤泡状癌）。

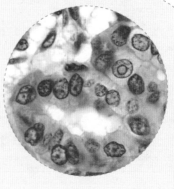

◎ 肿瘤病理诊断中常见的高分化、低分化是什么？

乳头状甲状腺癌的病理学图像

分化是肿瘤病理学中常见的术语，通俗点来说就是"发育"，特指肿瘤细胞的发育。

肿瘤细胞"发育"好，形态和功能近似正常细胞，就是高分化，恶性程度低。肿瘤细胞"发育"差，形态和功能远离正常细胞，就属于低分化或未分化，恶性程度低，容易侵袭周围组织器官和远处转移。

◎ 为什么甲状腺癌这样高发呢？

当前，由于各种辅助检查手段的进步，临床诊断的甲状腺癌病例数量在不断增加。在过去，甲状腺的检查只能单纯依靠医生触诊，极易漏诊较小的病灶，随着颈部甲状腺彩超的普及，非常小的甲状腺癌都能检查出来。

◎ 甲状腺癌发生的危险因素有哪些？

目前，甲状腺癌发生的确切机制仍不十分清楚，现有研究表明与以下危险因素有关：儿童时期受到辐射性射线照射、原本的良性甲状腺结节病变恶化，以及遗传、内分泌因素和饮食等等。

◎ 甲状腺癌可以预防吗？

由于甲状腺癌的发病机制尚不清楚，目前尚无可靠预防甲状腺癌的措施，所以临床上早发现、早诊断、早治疗甲状腺癌尤显重要。

● 通常情况下，优先推荐进行颈部彩超检查。颈部彩超价格低廉，具有检查无创伤、无辐射、可以多次检查等优点，能够发现大多数的甲状腺结节。

● 其次，建议做甲状腺功能检查，看甲状腺的功能有无异常。如果怀疑髓样癌还需要检查血清降钙素和癌胚抗原等。

● 对于颈部彩超怀疑有不良影像的结节，再行细针穿刺做细胞学检查。

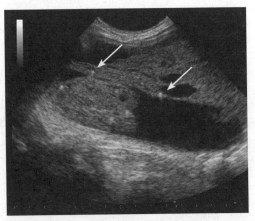

甲状腺超声检查发现的甲状腺结节（白色箭头所示）

甲状腺癌会遗传吗？

随着甲状腺癌发病率逐年升高，甲状腺癌会不会遗传成为人们普遍关注的问题。研究表明，甲状腺癌的发生与遗传因素有关，因为一些甲状腺癌有家族聚集倾向。临床研究发现 5%～10% 的甲状腺髓样癌有明显的家族史，可能与染色体遗传有关。

如果直系亲属罹患甲状腺癌，个人可能属于甲状腺癌发病的危险人群，应高度重视，定期行甲状腺相关检查，做到早发现、早治疗。

核辐射事故会引起甲状腺癌吗？

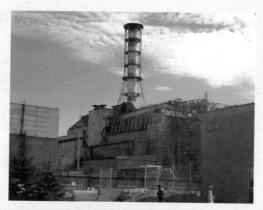

1986 年 4 月 25 日，前苏联加盟共和国乌克兰的切尔诺贝利核电站突发事故，大量的放射性尘埃被抛向空中，然后随降雨回落江河湖泊，污染水源、地面、农作物和植被。随后，前苏联医学家观察到核事故地区的甲状腺癌发病率增高，这与放射性碘 -131（^{131}I）有关。

为避免放射性物质进一步外漏，切尔诺贝利核电站事故后被厚厚的石棺封存

甲状腺要利用碘元素合成甲状腺激素，当空气、饮水、食物被 ^{131}I 污染后，^{131}I 也会进入人体，被甲状腺吸收，这样甲状腺就成为蓄积 ^{131}I 的高浓度器官。^{131}I 的放射性破坏甲状腺的组织结构，时间一长，就有引发癌变的危险。

甲状腺癌的早期诊断

甲状腺癌的早期诊断要加强甲状腺癌的科普宣传，全民重视，体检时应安排甲状腺超声，提高甲状腺癌的早期诊断率，另一方面是患者重视颈部异常改变，及时到医院就诊。

◎ 甲状腺癌有哪些症状？

甲状腺癌可无任何症状，患者也可能无任何不适。当甲状腺癌包块增大后，可在颈前部、气管一侧或双侧扪及包块。同时，增大的包块向后压迫气管，引起呼吸困难；压迫食管，引起吞咽困难；压迫喉返神经，引起声音嘶哑。

当甲状腺癌侵犯到气管内后，可导致患者出现咯血症状。当甲状腺癌通过颈部淋巴结转移时，患者和医生可扪及肿大的颈部淋巴结。

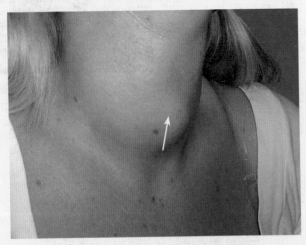

甲状腺肿大（白色箭头所示）一定要去医院诊治

◎ 为什么甲状腺癌患者会出现胸闷、呼吸困难？

一些甲状腺癌患者早期未能及时诊断，当肿瘤逐渐增大后，向后压迫气管，导致气管狭窄，从而使患者出现胸闷及呼吸困难等不适。

◎ 甲状腺的肿块越大越危险吗？

甲状腺肿块并非越大越危险，甲状腺包块的危险程度与包块的性质及包块与周围组织结构的关系相关。如果是良性肿块，再大的肿块经外科切除即可；如果是恶性肿块，再小的肿块都要进一步评估有无局部、远处和全身转移。

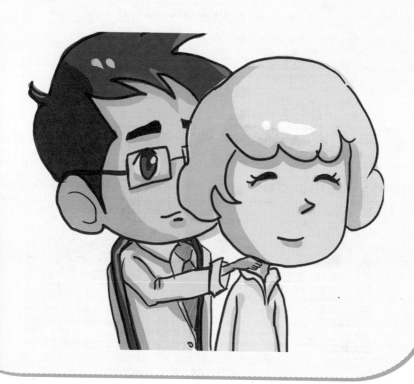

◎ 结节性甲状腺肿会变成甲状腺癌吗？

结节性甲状腺肿有一定的恶变几率，有转变为甲状腺癌的风险。若结节性甲状腺肿短期内明显增大，甚至累及周围组织，需提高警惕，应尽早去医院复诊。

◎ 怀疑甲状腺癌，需要做哪些检查？

临床上，怀疑甲状腺癌，医生主要会为你安排以下的检查，以帮助你弄清楚甲状腺包块性质：

- 甲状腺细针穿刺活检（FNA）；
- 超声检查；
- CT 或 MRI 检查；
- 甲状腺放射性核素检查等；
- 甲状腺功能检查。

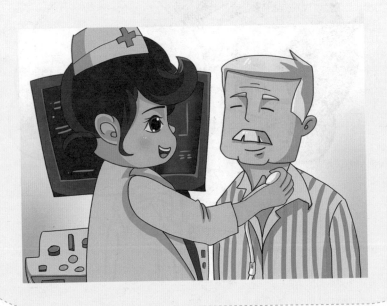

◎ 甲状腺癌患者需要 MRI 和 CT 检查吗?

MRI 和 CT 不作为甲状腺癌的常规检查,除非患者肿瘤较大,突破包膜,有明显的侧颈部淋巴结转移,原发灶或者转移灶与周围解剖结构关系不明确,主要用于了解甲状腺癌和周围组织器官的关系。

◎ 超声如何鉴别甲状腺结节的良恶性?

病理学诊断是确诊甲状腺癌的金标准。不过,彩超发现的甲状腺结节的一些特殊影像学改变,有助于初步判断甲状腺结节的良恶性(见下表)。

TI-RADS 超声分类及处理建议

TI-RADS	评价	超声表现	恶性风险	建议
0	无结节	弥漫性病变	0	结合实验室检查
1	阴性	正常甲状腺或术后	0	不需随访
2	良性	囊性、实性、形态规则、边界清楚	0	长期随访
3	可能良性	不典型的良性结节	<5%	1 年后复查
4	可疑恶性	实质性、低回声、极低回声、微钙化、边界模糊 / 微分叶,纵横比 >1	5% ~ 85%	穿刺活检或手术,即使阴性,细胞学结果,都要定期随访
4A		具有一种恶性征象	5% ~ 10%	6 个月后复查
4B		具有两种恶性征象	10% ~ 50%	活检
4C		具有三种或四种恶性征象	50% ~ 85%	手术
5	恶性 *	超过四项征象,尤其是有微钙化和微分叶者	85% ~ 100%	手术切除
6	恶性 #	经病理证实的恶性病变		

* 甲状腺恶性结节伴颈部淋巴结转移,判为 TI-RADS 5 类;# 病理证实后再复查

彩超检查通过对甲状腺结节的实质性、低回声、显著低回声、微分叶或边缘不清、微钙化和结节纵径大于横径等指标进行 TI-RADS 分类，进一步对甲状腺结节的良恶性进行评估。

◎ 查出甲状腺癌还需要做甲状腺放射性核素显像检查吗？

肯定需要。甲状腺放射性核素显像的主要作用有：①确定甲状腺的大小、形态、位置；②鉴别颈部肿块的性质，寻找甲状腺癌转移灶；③根据患者甲状腺的体积、重量，决定手术切除的多少和估算放射性碘 -131 的治疗剂量；④观察术后残留甲状腺组织的形态等。

强调的是，甲状腺放射性核素显像检查不作为甲状腺癌术前的常规检查，它可用于甲状腺癌术后随访及碘 -131 治疗后的病情评估。

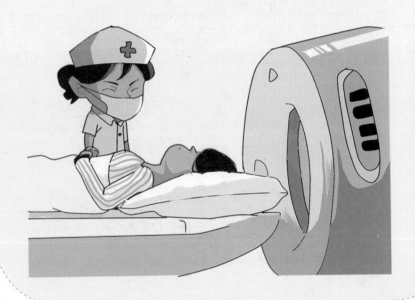

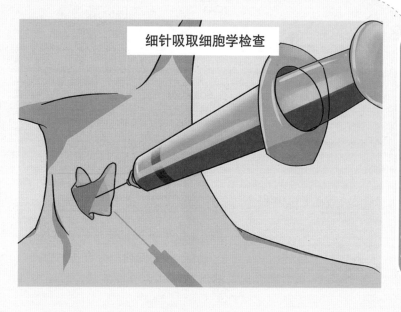

细针吸取细胞学检查

◎ 甲状腺细针穿刺活检是什么？

甲状腺细针穿刺活检（FNA）是采用细针在甲状腺结节上获取少量肿瘤细胞进行病理分析，用于明确甲状腺包块的良恶性，其在术前诊断甲状腺癌方面有重要作用。

◎ 甲状腺细针穿刺细胞学检查结果阴性一定不是甲状腺癌吗？

不一定。因为有可能存在假阴性结果，即细针穿刺未穿到肿瘤组织。若 FNA 阴性，根据其他检查结果怀疑甲状腺癌，可再次彩超引导下 FNA，或者直接手术探查切除，根据术中快速冰冻病理检查决定手术方式。

认识颈部转移癌

颈部有丰富的淋巴结系统，当一些组织和器官的恶性肿瘤通过颈部淋巴结转移时，会导致颈部淋巴结肿大，出现颈部包块，即颈部转移癌。

◎ 什么是颈部转移癌？

颈部转移癌就是发生了颈部转移的恶性肿瘤。转移性肿瘤一般发生于肿瘤晚期，但有些肿瘤，如鼻咽癌，常以淋巴结转移为首发症状，需要格外警惕。

肿瘤的转移途径主要为淋巴道和血道，其中淋巴结转移比较常见，由于颈部具有丰富的淋巴系统，所以颈部转移癌比较常见。

◎ 颈部转移癌有什么表现？

颈部转移癌最常见的表现就是颈部出现异常包块。通常包块出现在颈侧区或锁骨上窝，早期多表现为单发，不伴有明显的疼痛感，用手可以推动。

颈部转移癌经过一段时间的生长后，出现多个淋巴结肿大，由于肿瘤侵犯周围组织，与周围组织产生粘连，肿块呈结节状，比之前要固定，有可能出现局部性疼痛。

在肿瘤晚期，肿块可发生坏死，出现局部的溃破、感染、出血，外观呈菜花样，分泌物带有明显的恶臭。

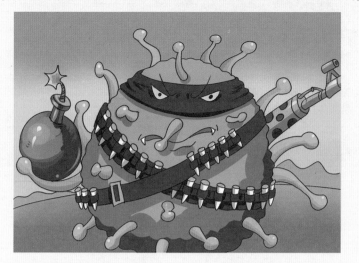

除了上述颈部包块的一系列常见症状外，鼻咽癌的患者还可能出现头痛、涕血、耳鸣、听力下降等；喉癌的患者可能出现声嘶、咯血、呼吸困难等症状；下咽癌的患者可能出现咽痛，吞咽困难等症状。

◎ 什么肿瘤会发生颈部转移癌？

头颈部各个器官的淋巴都引流到颈部，加上口腔的咀嚼、吞咽、说话运动等因素的影响，头颈部的恶性肿瘤非常容易发生颈部淋巴结转移。

一般来说，颈部转移癌的原发病灶有 80% 来源于头面部，20% 来源于身体其他部位。其中上颈部淋巴结转移癌多来自头颈部，尤其是口腔、耳、鼻咽部等；中颈部淋巴结转移癌多来自甲状腺和咽喉部；下颈部的锁骨上窝淋巴结则是胃肠道癌、食管癌、肺癌的常见转移部位。

当然，仅仅从部位来推测原发癌灶，有时不够准确，还需要专业的医生结合相关的临床检查，找出原发病灶的线索。

颈部转移癌的诊断和治疗

当发现颈部转移癌时，不仅要考虑颈部转移因素，还要
查找原发癌灶，主要借助各种影像学诊断技术来完成。

◎ 发现颈部肿块需要做什么检查？

通常发现颈部肿块除了需要做常规的体格检查外，还包括血液检查、内镜检查和影像学检查，必要时还需要行病理活检。

● **血液检查**

常规血液检查主要包括肝功能、肾功能、肿瘤标志物以及一些常规检查。

VCA-IgA 和 EA-IgA 用于鼻咽癌的辅助诊断，用于筛查有无高风险鼻咽癌病毒感染。

HIV 抗体检测用于诊断艾滋病。

● **内镜检查**

内镜检查主要包括纤维鼻咽喉镜、纤维支气管镜、纤维食管镜、纤维胃镜、纤维结肠镜、电子喉镜等，对相应部位进行仔细检查，以发现隐匿的微小病灶。

纤维鼻咽喉镜能够对鼻腔、鼻咽、口咽、下咽及喉部进行仔细检查。

● **影像学检查**

对于颈部肿块、甲状腺、肝、脾等要常规进行超声检查。

对于鼻窦部、鼻咽部、喉部、胸部、腹部的可疑病变需要进行 X 线、CT 或 MRI（磁共振）的检查。

对于颈部转移癌，原则上需要寻找原发癌灶，在原发癌灶部位取活检确定肿瘤的病理类型。

有时在反复找不到原发癌灶的情况下，可考虑行颈部肿块穿刺抽吸或手术或切取活检。

◎ 颈部肿块做穿刺活检阴性怎么办？

经常有一些患者，在做了颈部肿块的穿刺后，病理报告仍然没有得到明确诊断，这并不是说穿刺的医生或病理诊断的医生水平不好，而是当肿瘤细胞在生长过程中，经常出现局部的液化坏死，这样穿刺出来的细胞难以得出肯定的病理学诊断。

因此，一次颈部肿块穿刺活检阴性，为明确诊断就需要再次穿刺或行活检手术进行诊断。

◎ 颈部转移癌都需要手术切除吗？

并不是所有的颈部转移癌都需要或者能够接受手术治疗。对于颈部转移癌，首要任务是找到原发病灶，明确诊断及分期，再决定具体的治疗方案。其次，颈部转移癌需根据原发病灶病理分型、分期、颈部转移灶情况以及患者身体状况等综合考虑是否需要手术治疗。

◎ 颈部转移癌不能手术了怎么办？

对于部分颈部转移癌患者，可能存在病情分期较晚，患者年龄大，身体情况差，无法手术或不能耐受手术。此时，可以根据恶性肿瘤具体病理分型，结合患者身体状况和自身意愿，给予放疗、化疗、靶向治疗或其他综合治疗。目的以控制或延缓肿瘤进展、延长患者生存期、提高患者生活质量为主。

甲状腺癌的规范化治疗

不要一听到癌症就认为是绝症，实际上甲状腺癌是一种预后非常良好的癌症，只要早期诊断并给予规范化治疗，能够达到治愈的效果。

◎ 甲状腺结节的治疗方法有哪些？

甲状腺结节的治疗方法有随访观察、手术、放射碘（碘-131）治疗、TSH抑制治疗、消融及中医中药治疗等。

大多数甲状腺良性结节无需特殊治疗，只需要定期随访观察。少数情况可选择手术、放射碘治疗、TSH抑制治疗、消融或其他治疗方法。

甲状腺恶性结节主要是手术治疗，术后行TSH抑制治疗，再根据情况选择是否行放射碘治疗，且做好术后随访观察。

◎ 甲状腺癌主要治疗方式是什么？

甲状腺癌的治疗方式主要有手术扩大切除、碘-131内放射治疗及TSH内分泌抑制治疗。

对于大多数的甲状腺癌患者，手术扩大切除是主要的治疗方法，术后根据病理检查结果及患者自身的综合情况，制定TSH抑制治疗的个体化治疗方案，以及是否需要进一步行碘-131内放射治疗。

◎ 甲状腺癌都需要手术吗？

甲状腺癌根据病理类型主要分为乳头状癌、滤泡状癌、髓样癌及未分化癌，其中绝大多数（90%以上）甲状腺癌属于分化型甲状腺癌（即乳头状癌和滤泡状癌），手术是最主要的治疗方法。

髓样癌也主要依靠手术治疗，部分晚期的髓样癌术后可能还需要放疗及化疗；对于不能手术的晚期髓样癌患者可以单纯给予放化疗。

发病率极低且恶性程度极高的未分化型甲状腺癌，以放疗为主，可适当结合分子靶向治疗，控制肿瘤进展。

◎ 微小的甲状腺癌也需要手术吗?

微小的甲状腺癌又称为甲状腺微小癌，病理类型仍以乳头状癌多见，是指肿瘤长径小于 1cm 的甲状腺癌。绝大多数甲状腺微小乳头状癌（PTMC）都是早期癌，尽早进行手术治疗预后较好。

不过，临床研究发现有些微小癌，因肿瘤侵出甲状腺被膜或已伴有颈部淋巴结转移甚至出现远处转移，这样的微小癌就不属于早期癌，越早进行手术治疗，效果越好。

◎ 甲状腺癌手术后都会出现声音嘶哑吗?

甲状腺癌手术后出现声音嘶哑主要是因为手术过程中甲状腺背面气管食管沟旁的喉返神经受到刺激或损伤导致，包括术中游离，切除甲状腺时对喉返神经的牵拉刺激，超声刀、电刀产生的电离辐射对神经的影响等。

一般情况下，经验丰富的甲状腺外科医师通过精确辨识和规范的手术操作，能减少喉返神经损伤的可能性，即使出现暂时性的声音嘶哑，大部分患

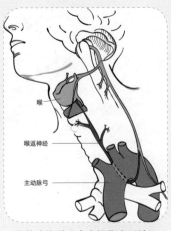

甲状腺外科手术中损伤喉返神经
引起声音嘶哑

者也能自行恢复。

手术中利用神经探测仪等设备进行实时神经监测，有利于喉返神经的保护，术后基本不会出现声音嘶哑。

个别患者因肿瘤侵犯、粘连甚至包裹，造成喉返神经无法分离，为了降低术后复发风险，在完整切除肿瘤同时可能一并切除受侵犯的喉返神经，这种情况下术后声音嘶哑将长期存在。

◎ 甲状腺癌手术后出现手足抽搐怎么办?

甲状旁腺位于甲状腺背面，呈圆形或椭圆形，一般分为上下两对，分泌甲状旁腺激素，调节钙的代谢，维持血钙平衡。

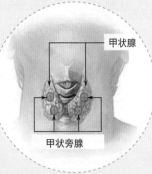

甲状旁腺

甲状腺癌手术后出现手足抽搐的主要原因是因为甲状腺手术中对甲状旁腺的损伤（包括甲状旁腺被误切或血供不足），而甲状旁腺损伤将导致低钙血症（血钙浓度低于 2.0mmol/L），轻者可出现口唇、颌面部或手足麻木，重者出现四肢抽搐。症状轻微的患者可以口服钙制剂，同时加用维生素 D，以促进钙的吸收，缺钙较严重的患者建议静脉输注葡萄糖酸钙，逐步过渡到口服。

绝大多数低钙患者的甲状旁腺功能可于 6 周以

内恢复。如果出现甲状旁腺永久性损伤，需长期补钙，如症状不能改善，可行胎儿带血管甲状腺—甲状旁腺移植。

◎ 甲状腺癌需要进行化、放疗吗？

　　放疗及化疗是治疗恶性肿瘤的重要方法，但甲状腺肿瘤细胞对放射线及绝大多数化疗药物均不敏感，所以放化疗不是甲状腺癌的常用治疗方法。

　　不过，对于少数晚期的难治性甲状腺癌，手术效果不好时，放化疗可作为一种辅助治疗手段。目前也已研究出部分靶向药物，临床试验已取得一定疗效，为难治性的甲状腺癌带来了希望。

◎ 甲状腺癌手术后都需要进行碘 -131 治疗吗？

　　随着核医学的快速发展，甲状腺癌手术后的碘 -131（^{131}I）治疗也越来越受到医师和患者的重视。

　　手术是甲状腺癌最主要的治疗方式，最常见的分化型甲状腺癌（乳头状癌和滤泡状癌），肿瘤细胞具有摄碘性，术中根据病检结果确定肿瘤 TNM 分期以及复发风险度分层，进而决定是否行 ^{131}I 治疗。对于中高危分化型甲状腺癌患者，如肿瘤侵出甲状腺被膜、切缘阳性、伴颈部淋巴结转移等具有高复发危险因素的情况，术后需要行 ^{131}I 治疗；同时合并肺转移的甲状腺癌患者，也需要行 ^{131}I 治疗。

　　甲状腺髓样癌，因肿瘤细胞没有摄碘功能，所以术后不需要 ^{131}I 治疗。

　　未分化型甲状腺癌以放疗为主，也不需要行 ^{131}I

治疗。

◎ 什么样的甲状腺癌患者需要 ^{131}I 治疗?

甲状腺癌术后 ^{131}I 治疗主要适用于:

● **清甲治疗**

除所有 DTC(分化型甲状腺癌)癌灶 <1cm 且无腺外浸润、无淋巴结和远处转移的 DTC 外,均可考虑 ^{131}I 清甲治疗。

● **清灶治疗**

无法手术切除、但具备摄碘功能的转移灶(包括局部淋巴结转移和远处转移)。

> 具体包括以下几种类型患者:
>
> ①肿瘤突破甲状腺被膜;
>
> ②伴有淋巴结转移、乳头状癌的不良病理亚型、多发性癌灶、血管侵犯等;
>
> ③伴有肺、骨等远处转移;
>
> ④术后评估为复发转移高危险的其他情况。

◎ ^{131}I 治疗是什么?

^{131}I 是一种碘元素的放射性同位素。

甲状腺细胞对碘化物具有特殊的亲和力,能大量吸收经口服进入人体的 ^{131}I,具有破坏作用的 ^{131}I 能进入甲状腺组织中,放射出 β 射线,其有效射程仅有 0.5~2 毫米,能选择性地破坏甲状腺癌细胞而不影响邻近组织,使癌细胞被破坏后逐渐坏死,从而降低甲状腺癌患者术后的复发几率。所以分化型甲状腺癌术后行 ^{131}I 治疗,可有效清除残留的甲状腺组织或手术不能切除的癌组织或转移的癌组织。因此，^{131}I治疗是中高危分化型甲状腺癌术后治疗的主要手段之一。

碘

◎ ^{131}I治疗目的是什么？

^{131}I治疗主要有两个步骤：一是清甲，即采用^{131}I清除分化型甲状腺癌残留的甲状腺组织；二是清灶，即采用^{131}I清除手术不能切除的分化型甲状腺转移病灶。

◎ ^{131}I治疗需要几个疗程？

^{131}I治疗分化型甲状腺癌分为清甲和清灶两个过程。

清甲治疗通常需要1个疗程，剂量一般为1.11～3.7GBq（30～100mCi）。首次清甲后，全身显像（Rx-WBS）未见甲状腺外异常^{131}I摄取，动态监测血清Tg持续<2μg/L，并且颈部超声无明显异常，提示清甲成功，无需进行再次清甲；如第一次清甲不彻底，可再次清甲。

清灶治疗应在清甲治疗至少3个月后进行，剂量一般为3.7～7.4GBq（100～200mCi）。重复治疗时，^{131}I剂量与首次治疗相同；重复治疗的次数和累积^{131}I总量没有严格限制，主要根据病情需要和患者身体情况而定，重复治疗间隔为6～12个月。

◎ ^{131}I治疗对身体影响大吗？

^{131}I治疗一般对身体影响不大，主要为辐射损伤，如颈部肿胀、咽部不适、上腹部不适、恶心、呕吐、乏力、口干等，经对症处理即可缓解，极少

31

数患者可能会出现肺纤维化。

大剂量 ^{131}I 治疗对唾液腺、造血系统和生殖系统的影响呈个体化差异，多数为一过性，可自行恢复，不影响妊娠生育。

◎ ^{131}I 治疗应注意什么?

^{131}I 治疗时，需要注意的事项有:

● ^{131}I 治疗期间需隔离至少 48 小时，并需口服激素，如泼尼松片，15～30mg/d，持续约 1 周，减轻局部放射性炎性反应症状。

● 口服 ^{131}I 后 24 小时内开始服用酸性糖果或维生素C 片，嚼无糖口香糖，按摩唾液腺或补液等，可减轻唾液腺的辐射损伤。

● 大量饮水、多排尿，服用缓泻剂等有助于减轻腹腔和盆腔的辐射损伤。

● 清甲治疗后 2～10 天行全身显像，可能发现未被发现的转移灶，对制定随访和治疗方案有重要价值。

● ^{131}I 治疗后 24～48 小时后开始补充甲状腺素（首选 L-T4 口服制剂）行 TSH 抑制治疗。

● 女性患者在 ^{131}I 治疗后的 6～12 个月内避免妊娠，男性 6 个月内避孕。

● ^{131}I 治疗后避免近距离接触孕妇及婴幼儿，患者的衣物需要分开洗涤。

◎ TSH 抑制治疗是什么?

TSH 抑制是指手术后或清甲治疗后通过补充外源性甲状腺素（国内常用左甲状腺素，也称优甲乐）来反馈性抑制 TSH 的分泌，将 TSH 抑制在正常低限或低限以下、甚至检测不到的程度。其目的一方面是纠正甲状腺切除后甲状腺激素的不足；另一方面，也是最主要的目的，抑制甲状腺癌细胞的生长。

TSH 抑制治疗的目标是：

①无法进行手术扩大切除的患者，在没有特殊禁忌证情况下，血清 TSH 应当维持在 <0.1mU/L；

②术后的高危型患者，5～10 年血清 TSH 应当维持在 0.1～0.5mU/L；

③低危型患者，5～10 年血清 TSH 应当维持在 0.3～2.0mU/L。

TSH 抑制治疗可明显降低甲状腺癌复发和死亡的危险性、提高患者的生存率、改善患者的生存质量，首选 L-T4 口服制剂。

甲状腺癌患者都需要终生吃药吗？

对于甲状腺癌患者，术后需要对患者肿瘤复发危险度和 TSH 抑制治疗不良反应风险进行双风险评估。对于清甲成功，复发危险度分层较低的患者，TSH 抑制治疗的时限一般为 5～10 年，5～10 年后逐步减低 TSH 抑制治疗的程度，如无病生存，可仅进行甲状腺激素替代治疗。

晚期无法手术的甲状腺癌如何治疗？

早期甲状腺癌患者手术治疗效果较好，术后可长期存活或治愈。对于无法手术的晚期甲状腺癌患者，可以根据具体情况选择放疗、化疗及分子靶向治疗，治疗目的以控制和延缓肿瘤生长、延长患者生存期、提高患者生活质量。部分符合条件的患者也可以参加临床药物试验。随着越来越多的分子靶向药物上市，部分晚期甲状腺癌患者能够从中获益。

甲状腺癌的康复管理

甲状腺癌的康复管理一方面是遵医嘱规律随访，了解疾病治疗效果，另一方面是在医护人员的指导下，恢复健康，让你生活的更好。

◎ 甲状腺癌术后的患者是不是不能吃碘盐了？

对于甲状腺癌患者，术后基本可以正常饮食和工作，适当控制含碘食物摄入即可。由于身体利用碘的器官主要是甲状腺，甲状腺切除后，若继续过量摄入含碘食物，会加重身体代谢负担。同时需要注意的是，部分患者术后需行 ^{131}I 治疗，服药前需要禁碘 2~3 周，包括碘盐、海产品之类含碘高的食物，以保证 ^{131}I 治疗效果。

◎ 甲状腺癌术后脖子僵硬怎么办？

少数甲状腺癌患者术后出现脖子僵硬，可能跟手术区域局部瘢痕形成或颈清扫术中部分神经或肌肉组织受到损伤有关。通过颈部功能锻炼以及随着时间的推移疤痕可逐渐软化，部分患者脖子僵硬症状可以得到改善。但若颈部僵硬，同时伴随着局部僵硬部位增大，需考虑肿瘤复发可能，应及时到医院检查。

◎ 甲状腺癌做完手术还会复发吗？

甲状腺癌术后复发的高危因素主要取决于病理类型、颈部淋巴结转移情况、年龄、分期等综合因素。

甲状腺癌是所有恶性肿瘤类型中手术治疗效果最好的肿瘤之一，10年以上生存率在90%以上。即使肿瘤复发，大部分患者也能通过二次手术及 ^{131}I 治疗获得长期生存。因此，甲状腺癌患者术后应该放松心情，遵医嘱定期复查、随访，若有复发及时进行治疗。

◉ 甲状腺癌术后患者多久复查一次？

术后2年之内，建议每3个月复查一次，若无异常，之后可改为每半年至一年复查一次。

◉ 甲状腺癌术后复查的项目是什么？

甲状腺癌术后常规复查项目包括甲状腺功能检查和颈部彩超。

甲状腺髓样癌还应检测降钙素等指标。

根据不同患者病情，必要时还需行颈胸部CT、骨扫描、腹部彩超等检查明确有无远处转移。

◉ 甲状腺癌术后多久可以怀孕？

● 对于术后不需要服药的甲状腺癌患者，术后切口愈合且身体恢复良好后即可考虑怀孕。

● 考虑到大部分甲状腺癌患者做了甲状腺全切，术后要长期服用甲状腺素片，药物调整一般需要1~3个月，因此建议甲状腺癌患者在调整药物到维持剂量后即可考虑怀孕。

● 对于术后要做 ^{131}I 治疗的患者，因为 ^{131}I 治疗对生殖腺体的影响，初步建议治疗后至少半年到一年以上再考虑怀孕，具体请咨询实施该项治疗的核医学医师，根据 ^{131}I 治疗的剂量和次数来决定怀孕时间。

◉ 妊娠期的甲状腺癌患者应如何处理？

妊娠早期，穿刺细胞学证实的甲状腺乳头状癌患者，需定期接受甲状腺彩超检查。

● 如果到孕中期甲状腺结节大小稳定，或在妊娠中后期才诊断出恶性肿瘤，建议分娩后再实施手术治疗，妊娠期间给予甲状腺激素抑制治疗。

● 若妊娠前中期病情出现进展（结节持续增大，或伴有淋巴结转移），建议立即手术治疗。

◉ 甲状腺癌患者怀孕期间怎么吃药？

怀孕期间，母体对甲状腺激素的需求量会随着胎儿的发育逐渐增加，甲状腺素片的剂量可能要增加。孕妇药物剂量不足，会导致甲状腺功能减低，影响胎儿的生长和智力发育，严重的可以造成胎儿流产，所以需要患者定期进行复查，及时调整药物用量，满足身体对激素的正常需求。

妊娠 6 个月内，孕妇一般不需要调整药量，每 3 个月复查甲状腺功能，定期监测就行。

妊娠 6 个月后，要求每两个月复查甲状腺功能，如甲状腺功能有减低迹象，改为每一个月复查甲状腺功能，同时根据需要调整药量。

妊娠期禁忌进行甲状腺核素检查和治疗。

◎ 长期 TSH 抑制治疗需注意什么？

长期 TSH 抑制治疗患者应注意以下事项：

● 对需要将 TSH 抑制到低于 TSH 正常参考范围下限的分化型甲状腺癌（DTC）患者，评估治疗前基础骨矿化状态并定期监测，如血清钙/磷、24 小时尿钙/磷、骨转换生化标志物和骨密度（BMD）测定。

● 绝经后女性 DTC 者在 TSH 抑制治疗期间应接受骨质疏松症（OP）的初级预防；达到 OP 诊断标准者，启动正规抗 OP 治疗。

● 对需要将 TSH 抑制到低于 TSH 正常参考范围下限的分化型甲状腺癌（DTC）患者，评估治疗前基础心脏情况并定期监测。

● TSH 抑制治疗期间，可选择性应用 β 受体阻滞剂预防心血管系统副作用。

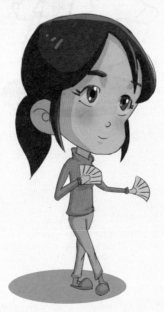

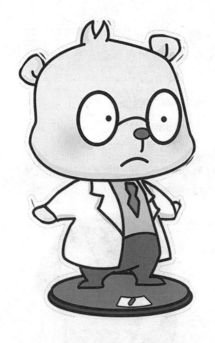

2

口腔癌

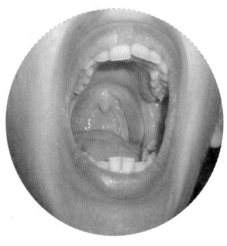

口腔

认识口腔

　　口腔是消化道的起始部分。我们嘴唇实际是口腔的前壁，两唇间形成的开口在解剖学上称为口裂。口腔借助口裂与外界相通，食物、药物、空气等都可以通过口裂进入人体。口腔后部通过咽峡与咽部相连，再往下就是食道。

　　食物进入口腔后，经过唾液润滑，牙齿研磨，舌搅拌后，进一步下咽进入食道。

　　口腔里有牙齿、舌、扁桃体、唾液腺、下颌下腺等器官。口腔里面的组织和器官，除了牙齿外，其余也可以发生肿瘤。

认识口腔癌

在我们的口腔中，目前认为除了坚硬的牙齿外，其余组织和器官均有发生肿瘤的可能。

◎ 什么是口腔癌？

口腔癌是发生在口腔颌面部的恶性肿瘤的总称，占头颈部恶性肿瘤的 5% ~ 20%，口腔癌以男性多见，国内以 40 ~ 60 岁为发病高峰，国外多发生于60 岁以上。口腔癌进展速度快、浸润范围广、预后比较差。

◎ 口腔癌常发生在什么部位？

一般狭义的口腔癌包括：颊黏膜、上下颌牙龈、磨牙后三角、口底、硬腭及舌前 2/3 等六个部位发生的恶性肿瘤。

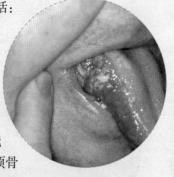

舌右侧面发生的口腔癌

广义的口腔癌包括发生在锁骨以上，发际线以下的：唇癌、口咽癌、颌骨癌、口咽癌、涎腺癌、上颌窦癌以及发生于颜面部皮肤黏膜的癌症等。

◎ 哪些不良生活习惯可以导致口腔癌？

一些不良的生活习惯能促发口腔癌。

● 长期嗜好烟、酒

口腔癌患者大多有长期吸烟、饮酒史，而且其危险性与吸烟饮酒的时间和量成正比。既吸烟又喝酒者患癌的风险度更高，最高可为不吸烟不喝酒人群的 6 倍。

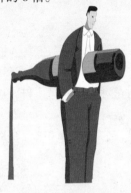 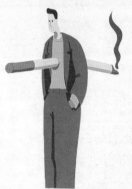

● 咀嚼槟榔习惯

咀嚼槟榔或槟榔与烟草的混合物对口腔的慢性刺激能引起口腔黏膜下纤维变性，是典型的癌前病变，癌变的可能性比较高。

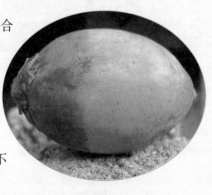

致癌性与咀嚼槟榔的时间长短成正相关，最常发生的部位是颊部。患颊黏膜癌的危险性是不嚼槟榔的 7 倍。

槟榔

● 口腔卫生差

口腔卫生习惯差，为细菌或霉菌在口腔内滋生、繁殖创造了条件，从而有利于致癌物质亚硝胺及其前体的形成。

此外，卫生条件差，容易发生牙龈炎、口腔炎，炎症时口腔细胞处于增生状态，对致癌物更敏感，

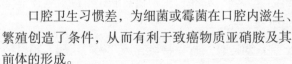

更可能促进口腔癌发生。

● 异物长期刺激

牙根或锐利的牙尖、不合适的假牙长期刺激口腔黏膜，常在舌边缘或颊黏膜形成创伤性溃疡或慢性炎症性溃疡，长期不愈的慢性溃疡可发生癌变。

● 营养不良

口腔癌与缺乏维生素 A 有关，因为维生素 A 有维持上皮正常结构和机能的作用。维生素 A 缺乏可引起口腔黏膜上皮增厚、角化过度。同时，口腔癌的发生也与缺乏维生素 B 或微量元素摄入不足有关（如食物中含锌量低）。另外总蛋白和动物蛋白摄取量不足也与口腔癌有关。

【知识点】

　　锌是动物组织生长不可缺少的元素，锌缺乏可能导致黏膜上皮损伤。

● 紫外线和核辐射

长期日光直接照射，唇癌和皮肤癌的发病率都较高，95% 唇癌在下唇，因为下唇光照机会比上唇多。320～400nm 的光辐射可引起遗传物质 DNA 的改变，激活肿瘤基因而导致癌变。一些健身中心打出的紫外线照射获得古铜色皮肤，实际对人体非常危险且有害。

核辐射对人与动物均有诱发癌的作用，辐射物中 α、β、γ 射线对人体易感细胞的致癌作用。

● 放射线治疗

头颈部癌经过放射线照射治疗后，发现少数病例有照射部位口腔癌症发生的情形，其中以肉瘤居多，可能是放射线造成正常细胞的突变所致。另外，由于鼻咽癌放射治疗的广泛应用，放射区的口腔第二原发癌的发病率有所增高，与发射过程中的 γ 线或 X 线致癌作用有关。

● **细菌和病毒感染**

白色念珠菌感染在白斑向癌转变的过程中起到促进作用；HPV 感染可能和口腔鳞状细胞癌和癌前病变有关；EB 病毒与口腔癌的发生明确相关；梅毒与口腔癌有关，主要因梅毒性舌炎引起。

● **其他刺激因素**

精神刺激；空气污染、水源污染、食品污染中的许多化学成分对人体有致畸、致癌作用；劣质化妆品、劣质唇膏中超标的重金属离子对口唇黏膜的刺激，导致唇癌的发生率直线上升。

另外，口腔癌与年龄的关系非常明显，其危险程度随年龄增长而急剧上升，30 岁男性口腔癌的发生率为 7/10 万，而到 60 岁时则接近 80/10 万。

◎ 得了口腔癌会马上死亡吗？

早期癌肿没有转移扩散，可以给予手术切除治疗，然后再进行放化疗，中晚期发生转移和扩散，只能给予姑息性治疗。通过合理的治疗以及得当的护理，患者是可以实现长期带瘤生存的，因此，越来越多的人认为癌症其实是一种慢性病。

预防口腔癌

如果日常生活中，你已经存在一个或多个罹患口腔癌的危险因素，也不要紧，只要你及时纠正这些不良生活习惯，又会大大降低罹患口腔癌的风险。

◎ 口腔癌可以预防吗？

目前，口腔癌的 5 年生存率只有 50%~60%，效果并不能让人满意。因此，口腔癌重在预防。如能在癌症形成之前，在癌前病变发生的时候，或发现某些肿瘤标志物异常之后，积极进行治疗，把癌变过程阻断在癌前阶段，定能收到更好的疗效。

口腔癌的预防包括：预防口腔癌的发生，防止口腔癌对邻近组织的损害，预防口腔癌的转移及因口腔癌致死。

◎ 什么是口腔癌的三级预防？

三级预防是预防口腔癌的一种策略。

● 一级预防

处于癌症形成之前，以病因预防为主，针对致病因素采取预防措施，是降低发病率最根本的方法。主要是指消除慢性刺激与损伤、保持健康的精神心理状态、改变不良习惯、戒除烟酒、均衡饮食、适当补充微量元素等。主要预防措施有：

①避免长时间不必要的光照，防止引发唇癌。

②讲究营养平衡，戒烟，不酗酒。

③养成良好的口腔卫生习惯，经常刷牙。

④拔掉牙齿的残根、残冠，及时治疗残根、残冠，佩戴质量好的假牙，去除不良刺激。

⑤积极参加口腔癌的防癌宣传，了解预防口腔癌的知识，认识口腔癌的危害。

● 二级预防

已经出现了口腔癌，但处于疾病的早期阶段。强调早期发现，早期诊断。例如发现以下症状及体征，警惕口腔癌的发生：①口腔内2周以上尚未愈合的溃疡；②口腔黏膜有白色、红色和发暗的斑；③口腔与颈部有不正常的肿胀和淋巴结肿大；④口腔反复出血，出血原因不明；⑤面部、口腔、咽部和颈部有不明原因的麻木与疼痛。

● 三级预防

癌症已发展到晚期阶段，以治疗肿瘤与康复功能为主要目的，尽可能延长寿命，减轻疼痛及防止复发，通过外科等手段恢复器官的外形及功能。

◎ 口腔癌会传染吗？

口腔癌不会传染。

口腔癌是一类发生在口腔的恶性肿瘤的统称。它并非某种病原体（细菌、病毒、立克次体、螺旋体、寄生虫等）引起的，在人与人、动物与动物或人与动物之间能相互传播的一类疾病。因此，口腔癌不具有传染性，不会传染。

重视口腔癌的癌前病变

口腔癌是可以早期发现的。当口腔黏膜变粗糙、变厚或呈硬结，出现口腔黏膜白斑、红斑，有可能已发生癌变，称为癌前病变。当发现这些症状时即应引起我们的重视。

◎ 什么是癌前病变？

口腔癌前病变是指发生于口腔组织的良性病变，如长期不治疗或治疗不当，就有可能转变成口腔癌。

口腔癌前病变主要包括白斑、红斑、扁平苔藓、乳头状瘤、上皮萎缩性病变、黏膜下纤维性病变、黑色素斑痣等。

◎ 什么是白斑？

白斑是最常见的黏膜白色病变，表现为在口腔黏膜上出现局限性的乳白色、灰白色或带有褐色的斑块，这些白色的病灶不能擦掉，时间久了，其色泽逐渐加深，表面可增厚、变硬，稍隆出于黏膜表面，白色病灶区内也可出现皱纹状斑块或隆起，表面粗糙不平滑，呈绒毛状、角刺状、疣状或乳头状的白色小结节状突起，晚期可发生糜烂、溃疡，出现龟裂或硬结。

白斑可发生于任何部位的口腔黏膜，但以颊、舌最常发生，也可发生于唇、腭、磨牙后区牙龈和口底黏膜。

白斑的病因尚未明确，但烟酒嗜好、局部的慢性持久性刺激（如口腔内的不良修复体、残坏的牙齿）等均与白斑的发生有关。此外，白色念珠菌感染也是白斑发生的原因之一。动物实验证实维生素 A、维生素 E 和雌激素缺乏也可能与白斑的发生有关。

白斑能发生癌变已经肯定，但关于其癌变的发生率说法不一，目前一致认为白斑的癌变以疣状型最易发生，其癌变率约为 5% 左右。

◎ 什么是红斑？

红斑好发于口底、舌腹侧缘、颊、牙龈、腭及口咽处黏膜，边界清楚，表现多样。病变呈鲜红色，表面光滑，质地柔软，不突出于黏膜表面；也有在白斑病变中出现红斑或在红斑的基底上有散在的白色斑点者；还有红色病变稍隆出于黏膜表面，其边缘不规则，表面有细小的颗粒样结节且不平整，小的结节可为红色，也可为白色。患者一般无任何临床症状，只在进食刺激性食物时可有不适。

红斑是比白斑恶变可能更大的病变，其中相当部分病变本身就是原位癌或浸润癌，红斑基底上有白色斑点或颗粒或红斑病变突出于黏膜表面且有细小颗粒样结节者，多已经为原位癌或浸润癌。红斑一经发现即应积极地手术切除，标本送交组织病理检查。

◎ 什么是扁平苔藓？

扁平苔藓是口腔黏膜的常见病变，为发生于口腔黏膜的慢性表浅性非感染性炎症。

扁平苔藓的病因不清，可能与精神或神经、血管因素有关，局部刺激因素、消化道疾病、肝脏病变、胃肠溃疡、高血压、糖尿病、自身免疫和免疫缺陷及内分泌功能的改变均与其发生有关。本病好发于颊、口腔前庭，其次为舌、唇和龈黏膜，在颊、唇和龈黏膜表现为白色线状条纹，其互相交织成网状或环状；在舌部则表现为浅淡的白色斑块，不突出于黏膜表面。患者无任何临床症状，可感觉病变区黏膜粗涩，进食刺激性食物时有不适。

口腔黏膜扁平苔藓可伴有或不伴有皮肤损害，皮肤损害常表现为浅紫色或红色的多角形丘疹，扁平而有光泽，渐渐地色泽变浅淡，最后形成褐色斑块。根据扁平苔藓的病变形态，可分为网状型、斑点或斑块型、丘疹型、水疱型、萎缩型和糜烂型。临床最常见者为网状型，发生于颊黏膜和前庭沟部的网状型扁平苔藓最易发生糜烂，病变常具有对称性。

◉ 什么是乳头状瘤？

乳头状瘤常为单发，如多发则为乳头状瘤病。与某些病毒的感染、慢性机械性刺激有关。在口腔内乳头状瘤可以发生于唇、颊、舌龈等处，呈圆球状突出，有蒂与黏膜相连，其周围黏膜无异常。患者一般无任何症状，瘤体一般不大，但可妨碍口腔功能，遭受咬伤，可发生少量出血、溃烂和继发感染而发生疼痛。在肿瘤周围的正常组织内彻底切除肿物是乳头状瘤的治疗方法。否则，易复发，多次复发可发生恶变。

◉ 什么是色素痣？

色素痣是一种较常见的皮肤病，又称为痣细胞痣，有的痣没有色素。任何时候均可发生，最常见于颜面部皮肤，其次是足部。

痣的大小不定，小者仅有针头大小，大者可几乎占体表的大部分，边界清楚，表面多平滑而不隆出于皮肤表面，也有隆出呈丘疹样、疣状、结节状或乳头状者；有些痣长有毛发而被称为毛痣。

痣的颜色由黄褐、深褐到黑色，少数痣不含色素而呈正常皮色。痣的生长有自限性，到一定大小即停止生长，但不会自行消失，绝大多数痣对人体无损害，无临床症状，极少数痣可恶变为恶性黑色素瘤。

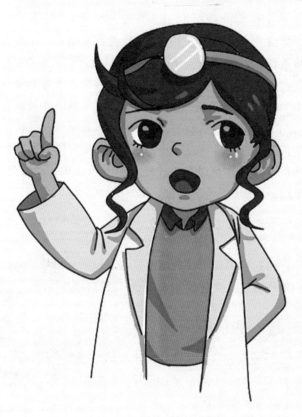

重视口腔癌的早期症状

口腔癌的常见典型表现有：疼痛、斑块、溃疡、肿块、舌头运动与感觉异常、颌骨与牙齿异常等。如果你有以上口腔方面的不适，应及时到医院就诊，查明原因。

◉ 口腔癌的疼痛有什么特点？

早期口腔鳞癌一般无痛或仅有感觉异常或轻微触痛，伴发肿块溃疡时发生较明显的疼痛，但疼痛程度不如炎症剧烈。因此，当感觉到疼痛，特别是牙龈痛或舌痛时应仔细检查疼痛处有无硬结、肿块与溃疡。口腔癌中舌癌与牙龈癌早期疼痛者较多。若疼痛部位与口腔肿块溃疡的部位不符，则需要考虑肿瘤有向其他部位扩散的可能。牙痛可因牙龈癌引起，亦可因颊黏膜癌、硬腭癌、口底癌或舌癌扩散侵犯牙龈或舌神经所致。耳痛、咽痛可以是口咽癌的症状，亦可以是舌体癌侵犯舌根或颊、硬腭、牙龈，或侧口底癌向后侵犯咽侧壁而引起。

◉ 口腔癌的斑块有什么特点？

口腔鳞癌位于浅表时可呈浅表浸润的斑块，此时不作活组织检查难与白斑或增生性红斑相鉴别。

◉ 口腔癌的溃疡有什么特点？

口腔鳞癌常发生溃疡，典型的表现为质硬、边缘隆起不规则、基底呈凹凸不平的浸润肿块，溃疡面波及整个肿瘤区。

口腔癌的肿块有什么特点？

口腔鳞癌起源于口腔黏膜上皮，其肿块是由鳞形上皮增殖而成。无论向口腔内溃破形成溃疡或向深部浸润，形成的肿块均较浅表，口腔黏膜上总可见到癌组织病变。

另外，口腔癌多先向附近的颈部淋巴结转移，有时原发灶很小，甚至症状还不明显，颈部淋巴结已有转移、变大。如果突然出现颈部淋巴结肿大，要仔细检查口腔。

口腔癌舌头运动与知觉异常有何表现？

● **舌头运动与知觉症状。**舌头的活动性受到限制，导致咀嚼、吞咽或说话困难，或舌头半侧知觉丧失、麻木，皆应尽早查明原因。

● **颌骨与牙齿症状。**颌骨的局部性肿大，导致脸部左右不对称，有时合并知觉异常，或牙齿动摇等症状。

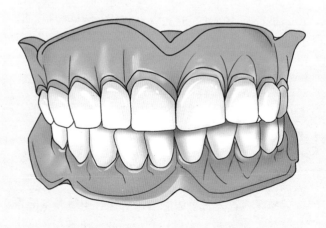

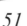

口腔癌的早期诊断

口腔癌常见的检查有：临床查体、X线检查、CT检查、磁共振成像、放射性药物显像、超声波检查、穿刺检查、细胞学检查、活组织检查、化验检查等。

◎ 什么是临床查体？

望诊和触诊是检查常用的方法，望诊是医生通过眼睛直接判断肿物的生长部位、形态、体积大小及有无功能障碍（如面瘫、张口受限、伸舌偏斜、舌活动不利、眼睑下垂和眼球活动障碍等）的方法。

触诊是指医生通过手指的触摸了解疾病特征的方法，了解肿物的边界是否清楚、质地的软硬、是否囊性、活动度如何、肿物与周围组织有无粘连、有无触压痛、有无搏动。对淋巴结的触诊可以初步判断有无颈部淋巴结转移。

此外，在口腔颌面部肿瘤查体中，有时需要对肿物进行听诊，如蔓状血管瘤和颈动脉体瘤听诊时可闻及吹风样杂音。

全身检查包括患者的营养状态、精神状态、有无恶病质及其他器质性疾病，心脏、肾脏、肝脏、肺脏等主要器官的功能状态，这些资料在患者的处置方面也有重要的价值。

◎ 什么是X线检查？

X线检查是骨组织肿瘤诊断检查中最基本的检查方法。骨肿瘤和瘤样病变引起的骨质破坏和增生都能在X线平片上显示出来，并能对许多骨肿瘤做出定性诊断。其中，最常用的是曲面体层摄影，又称全景片。全景片能把上颌骨、下颌骨、上颌窦、颞下颌关节、翼腭窝、乙状切迹、全口牙齿和牙槽骨全都显示在一张胶片上，临床上非常实用。

此外，X线造影、显影技术经常应用于涎腺结石和恶性肿瘤的诊断中，其中充盈缺损、分支导管扩张等体征在诊断时具有重要意义，血管瘤、动脉体瘤等的诊断时也经常使用到血管造影技术。

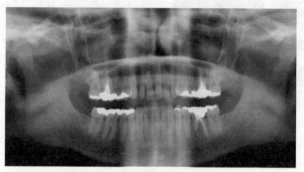

口腔全景 X 线片

◎ 什么是 CT 检查？

CT 的空间分辨率和密度分辨率均较高，使一些密度近似、在 X 线片上难以分辨的组织结构能在 CT 片上清晰可辨。CT 片上的影像学特征可以成为判断肿物是否为恶性的依据，如肿物呈圆形、椭圆形、边界清楚光滑、有包膜、膨胀性生长、对周围组织无侵犯者多为良性肿瘤；肿物呈不规则形、边界不清、无包膜、向周围组织浸润性生长者多属恶性。临界瘤和某些良性肿瘤恶性病变则会出现不典型性表现，边界不甚清楚，甚至出现周围组织的破坏。

增强扫描是从静脉注入造影剂（泛影葡胺）同

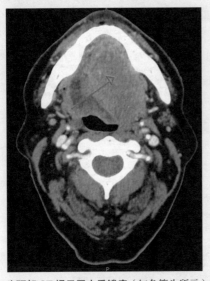

头颈部 CT 提示巨大舌鳞癌（红色箭头所示）

时进行 CT 扫描，用以显示造影剂到达病灶组织及在病灶组织中的代谢情况的方法。凡血运丰富的病变组织，造影剂充盈的量必然多，它可以反映病变组织的血运情况。恶性肿瘤生长速度较快，血液供应较良性肿瘤丰富，因此 CT 增强扫描可以为分析肿瘤的良恶性提供参考依据。此外，头面部大而深的恶性肿瘤临床上很难确定是否有颈面部大血管的侵犯，借助 CT 增强扫描即可清楚地显示肿瘤与大血管的关系，为肿瘤的手术切除提供有价值的资料。

CT 检查已成为口腔颌面部肿物（尤其是大而深的肿物）的首选检查方法。

◎ 什么是磁共振成像检查?

磁共振成像（MRI）是一种无创的显示人体内组织结构的影像学技术，MRI 对软组织的分辨力高于 CT，并且有以下特点：①无射线损伤，可直接多平面显像；②不同组织间对比明显；③可使大血管直接成像，而不需使用造影剂；④检查时间较 CT 长；⑤不能显示细微的骨病变。

MRI 对软组织具有良好的分辨力，能更准确地显示软组织病变的范围，还可以对某些病变，如炎症和肿瘤做出鉴别，这是 MRI 相对于 CT 的优势。

◎ 什么是放射性药物显像检查？

放射性药物显像（ECT）是一种以脏器和病变聚集放射性显像剂的量为基础的显像方法。向人体内引入放射性药物，间隔一定时间后，放射性药物能选择性地浓集于某一器官或肿瘤病变区，用显像技术在体外显示出放射性分布情况，根据放射性浓集于受检区的强度来判断有无病变。放射性浓集高于正常组织者为"热区"，反之为"冷区"，与正常组织相接近者为"温区"。

在口腔颌面部肿瘤的诊断中，ECT 显像主要用于以下几个方面：涎腺功能检查、涎腺肿瘤、骨扫描、淋巴扫描等。

◎ 什么是超声波检查？

病变组织与邻近组织的组织结构不同，超声在不同的组织结构上返回的信号也不同，根据这种返回的信号判断肿瘤某些特征的方法就是超声检查。

具体地说就是根据其形态、边缘回声、内部回声、后壁回声和侧壁回声表现，结合肿物的临床表现及其与周围组织的关系，做出初步的诊断。B 超检查在甲状腺及深部肿物的诊断方面应用广泛，目前已成为口腔颌面

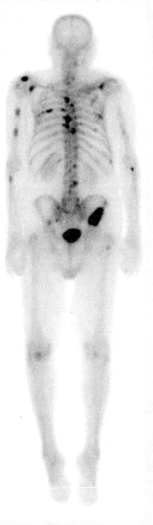

骨扫描见全身骨骼多处肿瘤转移

部肿瘤诊断中的一种重要的检查方法。

◎ 什么是穿刺检查？

对于触诊有波动感的囊肿或肿物、涎腺肿物，穿刺检查是常用的检查方法。如为囊肿、血管瘤或囊性淋巴管瘤，可抽出囊液、血液或淋巴液，囊液涂片检查可见胆固醇结晶。如抽出的囊液较多，可进行生化检查或离心后涂片做细胞学检查。涎腺肿物的穿刺细针吸取细胞学检查是其常规检查。

◎ 什么是细胞学检查？

细胞学检查是通过穿刺针吸取获得肿物细胞标本，进行肿瘤的诊断，其与组织学诊断的符合率达90%左右。简便易行、创伤小、安全，近年来在临床上，尤其在涎腺肿瘤的诊断中应用日益广泛。

不过，穿刺针吸取细胞学检查取材量少，无法了解肿瘤的组织结构和浸润情况，对一些分化较好、异型性不大的恶性肿瘤容易误诊，较难做出肿瘤的组织分型。

◎ 什么是活组织检查？

活组织检查是从病灶切取、钳取或吸取一小块组织制成组织切片后进行组织病理学检查和诊断，是目前肿瘤诊断方法中最为准确可靠的方法之一。但是，有时仍需要结合临床检查和其他检查资料作综合分析，才能做出正确的诊断。其包括切取、钳取活组织检查、穿刺粗针吸活组织检查和术中冰冻活组织检查。

◎ 什么是冰冻活组织检查?

　　适用于临床不易确诊而又怀疑为恶性的或有恶性病变的肿瘤,一般是活检与手术一期完成,故一般又称之为术中冰冻活检。

　　冰冻活检是一种能迅速确定诊断的方法,常可以协助迅速确定肿瘤的性质,指导手术方案的制定,决定切除的范围,是涎腺肿瘤术中常用的诊断方法。

　　不过冰冻活检切片较厚,光镜下的组织细胞形态不十分清晰,诊断较为困难,有时难以确定肿瘤的性质和组织类型。

◎ 口腔颌面部肿瘤患者,需要做哪些化验检查?

　　口腔颌面部肿瘤患者的血液、尿液、涎液的化验检查不仅可以了解患者的全身情况,还可以协助对肿瘤的诊断,例如:恶性肿瘤患者常有血沉加快,黏蛋白增高,晚期骨肉瘤患者血清碱性磷酸酶可增高,多发性骨髓瘤患者血浆球蛋白增高,尿内可见本周氏蛋白,恶性黑色素瘤晚期广泛转移时,尿中黑色素试验可呈阳性。

口腔癌的规范化治疗

诊断口腔癌后，要尽早进行规范化治疗，才能获得最佳的治疗效果，应该选择肿瘤医院或大型医院肿瘤专科进行治疗，不要迷信祖传秘方，以免贻误病情。

◎ 发现了口腔癌有必要治疗吗？

发现了口腔癌当然要治疗，而且越早治疗效果越好。早期的口腔癌可以单纯行手术切除。但口腔癌晚期肿瘤常有扩散转移，手术无法彻底将肿瘤切除干净，这时就需要综合治疗了，所谓的综合治疗就是以手术治疗为主，辅助放疗、化疗、靶向治疗及其他治疗手段共同对抗癌症的方法。

◎ 口腔癌的治疗方式有哪些？

● **手术治疗**：彻底切除瘤灶及其转移的颈部淋巴结是口腔颌面部肿瘤的主要治疗方法。

● **放射治疗**：对于某些早期口腔癌和放射性敏感的口腔癌，可早期直接给予放射治疗不必手术，某些晚期肿瘤则需要放射治疗行辅助治疗。

● **化学治疗**：是用可以杀死癌细胞的药物治疗癌症。可有单药治疗和多药联合治疗两种。

● **冷冻治疗**：液氮是目前应用最广的冷冻剂，利用冷冻剂的低温（−196℃）使肿瘤细胞内液和外液形成冰晶，造成其脱水、细胞膜破裂、周围血管闭塞、局部缺血、从而使肿瘤细胞、组织发生坏死，达到治疗肿瘤的目的。

● **激光治疗**：利用激光束进行组织切割，可以将切割和止血同时完成。

● **免疫治疗**：是通过不同的方法来提高机体免疫系统的功能，激发和重新启动机体的免疫防御系统及免疫监视系统的作用，达到抑制肿瘤生长，破坏及杀灭肿瘤细胞的目的。

● **靶向治疗**：是在细胞分子水平上，针对已经明确的致癌位点，来设计相应的治疗药物，药物进入体内会特意地选择致癌位点来相结合发生作用，使肿瘤细胞特异性死亡，而不会波及肿瘤周围的正常组织细胞。

◎ 什么是原发肿瘤的切除？

外科手术切除是原发肿瘤治疗中常用的有效方法，其主要适用于绝大多数良性肿瘤和对放射线和化学药物不敏感的早、中期及部分晚期恶性肿瘤。

原发肿瘤的切除要遵循肿瘤外科的无瘤原则，即：良性肿瘤一般是在包膜外切除肿物，临界瘤则应在肿瘤周围的正常组织内切除肿物，低度恶性肿瘤一般应在距肿瘤边缘 1~2cm 的正常组织内切除。高恶性肿瘤的切除范围要更加广泛。标本切下后应切取切缘组织送交组织病理检查，以确保切缘肿瘤阴性。

良性和低度恶性肿瘤切除后所遗组织缺损需利用组织瓣或植皮即刻修复。高恶性肿瘤的切除范围要更加广泛，其切除后之组织缺损可以即刻也可以二期修复。

晚期恶性肿瘤因肿瘤局部情况或患者全身情况不宜做根治性切除时，可采用较小范围的姑息性手术切除，其目的是减轻症状，缓解患者的痛苦。已经发生了远处器官转移并非手术切除原发癌灶的禁忌证，某些恶性肿瘤（如腺样囊性癌、恶性黑色素瘤）虽已发生了远处器官转移，但如能切除原发瘤灶，有时也可获得较满意的姑息疗效，甚至使转移癌灶生长停止或消退。

◎ 什么是颈淋巴清扫术？

颈淋巴结清扫术是整块切除颈部淋巴组织及周围的脂肪、肌肉、神经、血管等的手术方法，简称为颈清扫术，是最主要的治疗颈部转移癌的方法。

根据肿瘤相关生物学特性，每种肿瘤常见转移的区域各有不同，只针对这些常见转移的区域进行清扫，称为区域淋巴结清扫。一般认为如颈淋巴结转移概率超过 15% 时，即应施行颈淋巴结清扫术。

关于临床上没有淋巴结肿大的病例是否行颈淋巴清除术，意见不一，有的提倡暂时观察，有的提倡同期清扫，因为，临床上确实有一些淋巴结不大但却已经转移的病例。

强调的是，常用的肿瘤分期不能准确指示口腔颌面部恶性肿瘤的颈淋巴结转移是否存在。

◎ 什么是放射治疗？

放射治疗是利用放射线或高能电子束直接照射肿瘤，以抑制和杀灭癌细胞的一种治疗方法。有些癌细胞对放射线很敏感，射线可以令其死亡，但是有些癌细胞射线对它也没啥办法，糟糕的是射线会损伤癌细胞，也会损伤正常细胞。但是，现在的放疗技术及设备越来越好，可以达到精准放疗，已经很少损伤正常组织细胞了，放射治疗已成为肿瘤治疗的重要手段之一。此外，由于口腔颌面部面积狭小、结构复杂，维持着人的容貌，受解剖条件和功能需要的限制，有些口腔颌面部恶性肿瘤无法手术完整切除，而只能行术前放疗减瘤或是根治性放疗。

◎ 哪些肿瘤对放射性治疗敏感？

临床上，根据其对放射线的敏感性，可以将口腔颌面部恶性肿瘤大致分为三类：

● 对放射线敏感的肿瘤：何杰金氏病、浆细胞肉瘤、网织细胞肉瘤、淋巴肉瘤、未分化癌、淋巴上皮癌、尤文氏肉瘤、嗜伊红细胞增生性淋巴肉芽肿。

● 放射线中度敏感的肿瘤：鳞状细胞癌。

● 对放射线不敏感的肿瘤：骨肉瘤、纤维肉瘤、平滑肌肉瘤、脂肪肉瘤、恶性黑色素瘤。

◎ 什么是化疗？

化疗是化学药物治疗的简称，通过使用化学治疗药物杀灭癌细胞。晚期口腔癌常常经过淋巴结管和血管向远处转移到肺、肝、脑、骨等部位，无法手术切除、无法全身放疗，就需要行化疗。化学治疗药物可以随着血液到达全身杀灭癌细胞，但遗憾的是对某些癌细胞化疗也会无能为力。在临床治疗中，除了选择适宜的抗癌药物外，还应根据药物的生化效应、毒性、肿瘤细胞动力学特点及临床经验，制定和不断改进用药方法，以提高疗效。

⦿ 什么是辅助化疗?

辅助外科手术的化疗可分为术前化疗、术中化疗和术后化疗。

术前杀灭部分肿瘤细胞，使瘤体缩小以便于手术切除，同时杀灭侵入外周血中的瘤细胞以减少术后发生远处转移是术前化疗的目的。术前化疗可不必完成整个疗程，也可采取冲击性一次给药，一般应于术前 2 周停药。

术中化疗是手术切除肿瘤的过程中，将某种化疗药物（如氮芥）撒敷于术腔创面，杀灭表面遗留的瘤细胞，或在术区的供血动脉中推注某种化疗药物，以杀灭肿瘤。

术后化疗是在术后第 2 天或伤口愈合后的 1~2 周后进行化疗，也可以在术后易复发的 3 年内甚至更长期间内间歇进行化疗。术中和术后化疗的目的都是为了防止术后肿瘤局部复发和远处器官转移。

⦿ 什么是靶向治疗?

靶向治疗是在细胞分子水平上，利用相应的药物靶向特异性的结合致癌位点，使肿瘤细胞特异性死亡的方法。靶向治疗不会波及肿瘤周围的正常组织细胞，符合目前提倡的精准治疗的要求。可惜肿瘤的治疗并不是单一位点便可成功的，目前靶向治疗所选择的位点有一定的疗效，但仍未发现特异性的位点可以根治肿瘤。

⦿ 口腔癌手术治疗后毁容了怎么办?

当救命和毁容之间二选一的时候，当然选救命啦！但是不用担心，口腔癌术后的毁容我们可以通过一系列措施来恢复。

肿瘤切除后脸上少块肉时，我们可以通过移植自身其他地方的皮肤来修复，有些患者的皮肤愈合较好时甚至看不出来做过手术。

肿瘤切除后少块骨头时，我们可以通过移植自身其他地方的骨头来还原面部轮廓，到时候面部轮廓跟正常人一样丰满，身体取了骨的地方也不会影响功能和美观。

此外，我们还有义眼、义耳、义齿、种植牙、耳再造、鼻再造、毛发再植等一系列手段恢复您的面容。

◎ 口腔癌无法手术了怎么办?

口腔癌除早期少数可以行放疗为主的保守治疗之外，一般宜行手术切除。关于哪些口腔癌可以行保守治疗，最好交给专业的头颈肿瘤科医生判断。

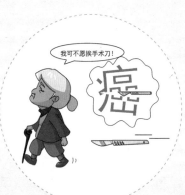

我可不愿挨手术刀！

癌

晚期口腔癌患者无法手术时则行保守治疗，保守治疗即是指包括放疗、化疗、靶向治疗等治疗措施的一系列治疗方法。这些治疗方法可以很大的提高患者的生存率，并可改善患者的生存质量。

目前基因治疗、靶向治疗等新方法发展迅速，疗效也比较鼓舞人心，也许未来通过保守治疗就能根治肿瘤。

口腔癌的康复管理

口腔癌经过规范化治疗后，尚需进行康复管理，一方面是随访，了解治疗效果，另一方面是在医护人员指导下恢复健康。

◉ 口腔癌住院患者手术前准备有哪些？

入院后积极完成术前检查，排除手术禁忌证。消除疑虑和恐惧心理，保持良好的心理状态，主动配合手术。从入院开始，戒烟酒，清洁口腔，洁牙等。

手术前一日应洗澡、理发，搞好个人卫生。做普鲁卡因、青霉素过敏试验，预防性使用抗生素。理发及修剪鼻毛、胡子、会阴毛发等。根据手术需要，备血。手术前晚保证患者睡眠好，必要时服用安眠药。

全麻患者术前 8 小时禁食、禁水。小儿术前 6 小时禁食、术前 2 小时禁水。进手术室前嘱患者排大小便。

◉ 口腔癌住院患者手术之后应注意哪些？

患者全麻未清醒时应去枕平卧，头偏向健侧，及时清除口、鼻、咽腔及气管呕吐物、分泌物或血液，以保持呼吸道通畅，防止呕吐物吸入呼吸道。患者全麻未清醒前应有专人护理，严密观察体温、脉搏、呼吸、血压、神态、瞳孔变化。注意保持各种引流管畅通，严密观察各种引流物量、色、性质，如有异常变化及时报告医生。

全麻清醒后 6 小时后无呕吐，可给少量温开水或流质饮食。饮食护理原则是提高营养价值，保障伤口愈合，饮食分为软食、半流食、流食和普食，应根据手术不同情况和医嘱，决定饮食和进食方法，如自食、管喂、匙喂法、鼻饲法。密切观察手术创口渗血情况，如渗血较多应及时报告医师处理。

◎ 肿瘤化学治疗的并发症有哪些？

化学药物和放射治疗，因有一定毒副作用，故需加强用药后的观察和护理：

● 消化道反应：食欲不振时可服胃蛋白酶合剂、干酵母等；恶心呕吐时可肌注甲氧氯普胺（灭吐灵）、维生素 B_6 等。

● 口腔溃疡：注意口腔卫生，用药液漱口，局部涂甲紫。

● 抑制骨髓反应等：白细胞下降者，口服利血生、维生素 B_1 等升高白细胞。

◎ 肿瘤放射治疗的并发症有哪些？

肿瘤放疗治疗的并发症主要有：

● 局部疼痛，必要时有计划地服用索米痛片（去痛片）或肌注止痛针。

● 口腔糜烂，注意口腔卫生，用药液漱口，全流或半流食，避免刺激性饮食。

● 唾液腺受到抑制时出现口干症，鼓励多饮水，多进酸性饮料或服中药。

● 牙齿有病变者，应在放射治疗前及时治疗，预防放射性骨髓炎发生。

● 皮肤色素沉着、毛发脱落时，无须紧张，是为放疗常见的并发症。

● 出现全身症状时，处理同化疗反应。

◎ 口腔癌术后无法从口腔吃东西怎么办?

口腔癌是头颈部较常见的恶性肿瘤之一,手术是其首选治疗方案。术后为了避免创面运动而导致伤口裂开,或者局部进食引起伤口感染等原因,术后一般不能经口进食。

术后无法从口腔吃东西,常规采用鼻饲来补充营养,时间约为1~2周。第1周一般给予流质饮食,第2周改为半流质饮食。2周后拔除胃管,绝大多数患者可以逐步经口进食。

◎ 口腔癌术后怎么吃?

口腔癌患者术后饮食原则如下:

- 采用均衡营养的饮食,维持适当体重。
- 增加高纤维食物的摄入,如水果、蔬菜、豆干等。
- 多吃富含维生素A或胡萝卜素的食物,如深绿色、浅黄色的蔬菜、水果。
- 多吃富含维生素C的食物,如番石榴、柑橘类、木瓜、新鲜绿色蔬菜等。
- 避免高脂肪饮食。
- 油脂避免高温油炸或反复多次使用。
- 多选择新鲜及自然食物,少食用腌制、烟熏、碳烤等食物。
- 避免过分辛辣、刺激性食物。
- 避免使用发霉的食物。
- 忌酒、戒烟。

◎ 口腔癌术后嘴巴张不开怎么办?

口腔癌术后部分患者会出现张不开嘴的情况,

这主要是由于口腔内肿瘤切除后局部组织瘢痕挛缩所导致的。患者一旦出现张口困难，会给生活造成很大的不便，但想要短期之内缓解张口受限是比较困难的。临床上一般常用的方法是用小的汤勺等在患者上下门牙之间控制性的撬动，使患者通过被动张口锻炼逐渐缓解张口困难的情况。

如果通过被动张口锻炼一段时间仍没有缓解，可以考虑手术松解瘢痕达到缓解张口受限的目的。所以，口腔癌患者术后2~4周创面完全愈合后开始进行开口训练是十分必要的。

◎ 口腔癌术后没有牙齿了怎么办？

患有口腔癌如牙龈癌、舌癌、口底癌等的患者在进行手术切除肿瘤时往往会被拔掉肿瘤周围邻近的牙齿。那么术后患者会存在局部缺牙的问题，前牙缺失，会严重影响美观；后牙缺失会严重影响吃东西。那么，出现这些情况应该怎么办呢？可以根据残留的组织量情况决定能否做种植牙、活动牙、全口假牙等，从而缓解缺失牙齿导致的美观问题和功能问题。不过因为口腔癌存在一定的复发可能，一般建议至少应该在半年以后再考虑镶牙。如组织量过少，无法做种植牙或活动牙，建议患者吃一些稍微精细的食物，不用大量咀嚼，又易于消化、营养均衡的食物。

◎ 口腔癌疼痛难忍如何镇痛？

对于口腔癌患者，采用癌痛治疗的三阶梯方法，对于轻度疼痛的患者应主要选用解热镇痛剂类的止痛剂；若为中度疼痛应选用弱阿片类药物；若为重度疼痛应选用强阿片类药物。应由弱到强逐级增加。

　　能选择口服，尽量避免打针、输液，这样能便于患者长期用药，如吗啡片／吗啡缓释片，适当的口服用药极少成瘾；止痛药应当有规律的按时给药，而不是疼痛时才给药；用药不能千篇一律，要注意具体患者的实际镇痛效果，应该根据患者需求由小到大直至患者疼痛消失，而不应该对药量限制过严，导致用药不足。

　　很多医院可以办理疼痛卡。患者癌症晚期，很多止痛药无法达到较好的镇痛作用，办理疼痛卡后，可以在医院开到一些限制性的镇痛药，如吗啡，芬太尼透皮贴等。

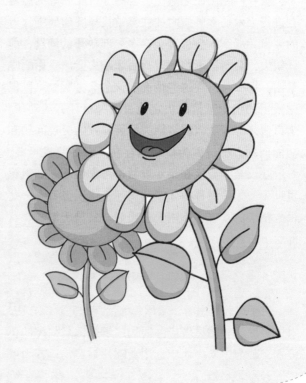

3

咽喉部恶性肿瘤

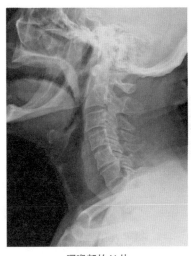

咽喉部的 X 片

咽喉是与喉口、咽腔、食管相通的一个区域的总称，是呼吸及吞咽的共同通道。

咽喉癌是指在咽喉部位发生的恶性肿瘤，大部分属于鳞状上皮细胞癌。

69

认识咽喉

咽喉部是我们人体重要的解剖部位，在位置上，起着承前启后的作用，例如空气通过喉部进入气管，再进入到肺部，进行气体交换。

◎ 咽喉的解剖

要了解一个疾病，首先要了解我们的身体构造，人们通常觉得咽喉是同一个结构，但是在医生看来却并非如此。且听我们细细道来：

"喉"指发音用的管腔，喉腔是由喉软骨、韧带、肌肉和黏膜等共同围成的管腔；

"咽"指气体和食物的输送管道。

"咽"和"喉"虽然有所不同，但它们在位置上相邻，因此很多疾病发生时容易互相影响，同时发病，没有明显的界限，医学上也常统称，如"咽喉炎"。

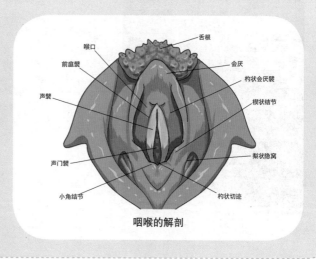

咽喉的解剖

喉软骨

喉软骨构成了喉腔的支架，由三个单一软骨：甲状软骨、环状软骨和会厌软骨；三对成对软骨：杓状软骨、小角软骨和楔状软骨构成。

甲状软骨：为喉部最大的软骨，在男性甲状软骨前的角度较小，为直角或锐角，形成喉结；在女性则成钝角，喉结不明显。

环状软骨：形如戒指，前窄后宽，前为环状软骨弓，后为环状软骨板。是喉气管中唯一完整的环状软骨，对保持喉气管的通畅至关重要。

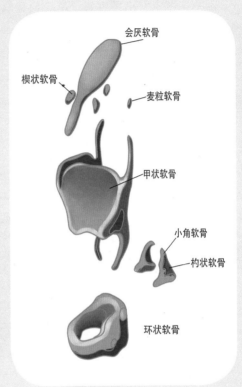

喉部的软骨

会厌软骨

楔状软骨

麦粒软骨

甲状软骨

小角软骨

杓状软骨

环状软骨

会厌软骨：通常呈叶片状，上宽下窄，稍卷曲，较硬。分为舌面和喉面，舌面组织疏松，炎症时肿胀明显。所以急性会厌炎可能引起窒息，导致死亡。

杓状软骨：又名披裂软骨，位于环状软骨板后上缘，呈三角锥形，左右各一，顶尖向后内方倾斜，其底部和环状软骨连接成环杓关节，它在关节面上的滑动和旋转可使声带张开或闭合。底的前角为声突，声带后端附着于此。底的外侧角为肌突，为环杓侧肌和环杓后肌附着之处，司声门的开放与关闭。

小角软骨：位于杓状软骨的顶部，左右各一，有伸展杓会厌皱襞的功能。

楔状软骨：成对，有时缺如，在小角软骨前外侧，两侧杓会厌皱襞黏膜下，似小棒，致黏膜形成白色的隆起，名楔状结节。

◎ 喉的肌肉

喉的肌肉分为内外两组，主要是支配喉、声带、会厌的运动。

喉外肌：位于喉的外部，与喉的上下运动及固定有关。

升喉肌群：甲状舌骨肌、下颌舌骨肌、二腹肌、茎突舌骨肌。

降喉肌群：胸骨甲状肌、胸骨舌骨肌、肩胛舌骨肌。

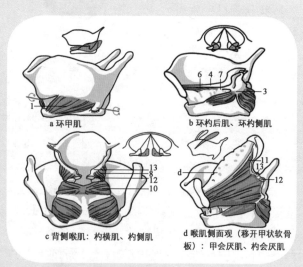

a 环甲肌

b 环杓后肌、环杓侧肌

c 背侧喉肌：杓横肌、杓侧肌

d 喉肌侧面观（移开甲状软骨板）：甲会厌肌、杓会厌肌

喉的肌肉

喉内肌：位于喉的内部，主要与声带运动有关。

声带外展肌：环杓后肌，收缩使声带外展，声门变大。

声带内收肌：环杓侧肌和杓肌，收缩使声带内收声门闭合。

声带紧张肌：环甲肌，收缩使甲杓肌拉紧，声带紧张度增加。

声带松弛肌：甲杓肌，收缩使声带松弛，声带内收声门关闭。

◎ 喉韧带与膜

甲状舌骨膜：为甲状软骨上缘和舌骨下缘之间的弹性纤维韧带组织。

喉弹性膜：以喉室为界，以上的部分称方形膜，以下部分称弹性圆锥。

方形膜：主要为杓会厌韧带、室韧带，表面覆盖黏膜时称杓会厌襞和室带。

弹性圆锥：主要包括声韧带和环甲膜。

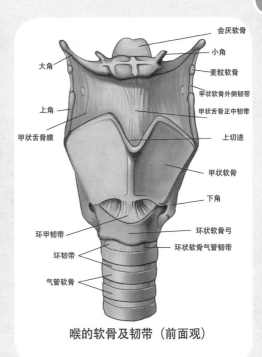

会厌软骨
小角
麦粒软骨
甲状软骨外侧韧带
甲状舌骨正中韧带
上切迹
甲状软骨
下角
环状软骨弓
环状软骨气管韧带

大角
上角
甲状舌骨膜
环甲韧带
环韧带
气管软骨

喉的软骨及韧带（前面观）

◎ 咽

食物入食管和空气入肺的共同通路。

咽介于口腔和食管之间，既属于消化系统又属于呼吸系统。上起颅底，下达环状软骨平面下缘（食管入口平面），成人全长约 12~14cm。

咽分为鼻咽、口咽和喉咽三部，这里主要讲的是喉咽，我们通常称为下咽。下咽自会厌软骨上缘以下部分，下止于环状软骨下缘平面，连通食管，前方为喉，两侧各有一深窝为梨状窝，两梨状窝之间，环状软骨板后方有环后隙与食管入口相通，当吞咽时梨状窝呈漏斗形张开，食物经环后隙入食管。在舌根与会厌软骨之间的正中有舌会厌韧带相连。韧带两侧为会厌谷，常为异物存留的部位。

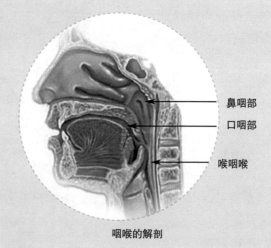

鼻咽部
口咽部
喉咽喉

咽喉的解剖

◎ 咽喉有哪些功能？

喉的生理功能：喉的主要功能是呼吸、发声、保护和吞咽。

● 呼吸功能

呼吸时喉部的作用为改变呼吸道的大小，以适应身体的需要。声门为下呼吸道上端的狭窄处，通过声带的运动可改变声门的大小。平静呼吸时，声带位于内收及充分外展位的中点，吸气阶段声门稍增宽，呼气阶段声门稍变窄。剧烈运动时，声带极度外展，使气流阻力降至最小。呼气时阻力可以增加肺泡内压力，利于肺泡与血液中的气体交换。

● 发声功能

正常人在发声时，先吸入空气，然后将声带内收和拉紧，并控制呼吸。声音的强度取决于呼气的声门下压力和声门的阻力。声调决定于振动时声带的长度、张力、质量和位置。

至少有40条肌肉参与发声。喉内肌的收缩使喉软骨移动，改变各软骨之间的相互位置，使声门闭合和开放，喉内肌的收缩还能改变声带的质量、长度和张力。发声时喉内外肌收缩，使声带内收并保持张力，主要由于甲杓肌、环杓侧肌、杓间肌及环甲肌的收缩使声门内收，而环杓后肌则使杓状软骨保持稳定，不受环甲肌的牵拉。

正常发声是一个高度复杂的过程，喉部受随意和反射系统的控制，它涉及发声前调节声调、发声反射调制和声音监听三个过程，任何一个过程发生障碍都会造成发声异常。

● 保护功能

喉的杓会厌皱襞、室带和声带，类似瓣状组织，具有括约肌作用，能发挥保护下呼吸道的功能。

杓会厌襞收缩时关闭喉入口，防止食物及其他

肿瘤防治科普丛书——头颈部肿瘤

异物进入呼吸道。室带下面平坦，上面呈斜坡状，当喉室韧带外侧的肌纤维收缩时，室带内缘可以互相接触，关闭喉的第二个入口，因其上斜、下平的外形，喉室带也有活瓣作用，气流易进难出。

在咳嗽反射时，室带关闭迅速，为时短暂；但在固定胸部时，动作缓慢，关闭持久。室带主要功能为增加胸腔内压力，完成咳嗽及喷嚏动作，大小便、呕吐、分娩以及举重时，要求升高腹压，此时室带的括约肌作用极为重要。

声带上面平坦，下面呈曲面，可阻碍空气进入，当声门下压力升高时，易使声门开放，空气难进易出，与室带作用相反。两侧声带接近后在其下方形成圆拱形轮廓，两侧室带接近后在其上方形成形态相似方向相反的圆拱形轮廓，使闭合的声门区不致为自上而下或自下而上的气流所冲开。

声带和室带对气流的阻抗能力大小不同，声带抵抗自上而下的气流冲开声门的能力可数倍于室带抵抗气流自下向上冲开声门的能力，故喉部发生阻塞病变时所造成的呼吸困难以吸气性困难为主。声带的括约肌作用，组成第三道防线。

● 吞咽功能

吞咽时，喉头上升，喉入口关闭，呼吸受抑制，咽食管口开放，这是一个复杂的反射动作。食物到达下咽部时，刺激黏膜内的机械感受器，冲动经咽丛、舌咽神经和迷走神经的传入纤维到达延髓孤束核，继至脑干网状系统和疑核。通过传出神经纤维，使喉内收肌收缩，同时抑制环杓后肌的活动，使声门紧闭，声带拉紧，而脑干网状系统抑制吸气神经元，使呼吸暂停。如果食物进入喉的入口，则会刺激喉上区域黏膜内感受器，而增强这种反射。

声带的收缩由前部开始，继续向后直至全长都相遇到一起，此时由于杓会厌肌的收缩，室带也关闭。完成吞咽之后，声、室带迅速分开，开始呼吸，常常是先开始呼气，这些活动是反射性的而不是随意的。所以，处于睡眠及浅麻醉状态下的人都有吞咽功能。

喉前庭和声门区的关闭反射与喉咽部的感觉有关，因此当喉前庭和咽喉部的感觉消失时，或全麻神志丧失时，这种关闭反射消失。喉外肌亦参与吞咽反射，正常吞咽时，由于甲舌肌的收缩和环咽肌的松弛，使甲状软骨与舌骨接近，喉头抬高。胸骨甲状肌的活动则限制甲状软骨向上移动，如果没有喉外肌的参加，声门关闭的力量也会减弱。

◎ 喉的循环反射系统

主动脉压力感受器的传入纤维，经过喉的深部组织、交通支、喉返神经，传至中枢神经，形成反射弧。喉内这些神经如果受到刺激则会减慢心率或出现心律不齐，喉内表面麻醉不会消除这种反射，因为神经纤维位置深，但当做插管和喉气管镜检查时，有可能引起这种反射，该反射可用阿托品抑制。

除上述功能外，喉部可通过关闭声门，提高腹腔和胸腔的压力来完成咳嗽、呕吐、排便、分娩和上肢用力的动作。正常吸气时，纵隔负压增大，便于静脉血流回心脏，呼气时，纵隔正压加大，便于动脉血流出心脏。吸气性呼吸困难时，静脉回流受阻，头颈部静脉扩张，可致发绀。

咽喉部恶性肿瘤的病因

◎ 喉癌、下咽癌的病因有哪些?

● 吸烟

吸烟与呼吸道肿瘤关系非常密切。多数癌患者都有长期大量吸烟史,咽喉癌的发生率与每日吸烟量及总的吸烟时间成正比。另外,不可忽视被动吸烟,也可能致癌。吸烟时烟草燃烧可产生烟焦油,其中的苯丙芘有致癌作用,可致黏膜水肿、充血、上皮增生及鳞状化生,使纤毛运动停止,从而致癌。

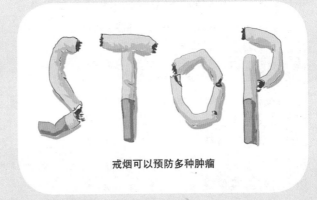

戒烟可以预防多种肿瘤

● 饮酒

据调查,饮酒者患喉癌的危险性比非饮酒者高1.5~4.4倍,尤其是声门上型喉癌与饮酒关系密切。吸烟与饮酒在致癌方面有协同作用。

● 空气污染

工业产生的粉尘、二氧化硫、铬、砷等长期吸入可能导致呼吸道肿瘤。空气污染严重的城市喉癌发生率高,城市居民高于农村居民。

● **职业因素**

长期接触有毒化学物质,如芥子气、石棉、镍等。

● **病毒感染**

人乳头状瘤病毒(HPV)、EB病毒。

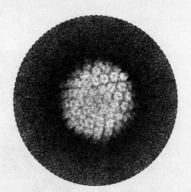

HPV病毒电子显微镜照片

● **性激素**

喉是第二性征器官,认为是性激素的靶器官。喉癌患者男性明显多于女性。临床研究发现喉癌患者睾酮水平高于正常人,雌激素降低;切除肿瘤后睾酮水平明显下降。

● **微量元素缺乏**

某些微量元素是体内一些酶的重要组成部分,缺乏可能会导致酶的结构和功能改变,影响细胞分裂生长,发生基因突变。

● **放射线**

长期放射性核素,如镭、铀、氡等接触可引起恶性肿瘤。

咽喉部肿瘤的早期诊断

咽喉是人体一个比较复杂的解剖部位，涉及的周围组织和器官较多，不同部位的恶性肿瘤会引起不同的症状，有些症状容易被人发现，有些症状比较隐蔽，需要及时到医院就诊。

◎ 咽喉癌的类型及表现是什么？

喉癌症状主要为声嘶、呼吸困难、咳嗽、吞咽困难、颈部淋巴结转移等，好发年龄为50～70岁，男性较女性多见，在原发性喉恶性肿瘤中，绝大多数（约90%）为鳞状细胞癌。不同原发部位症状出现顺序可不同。

喉癌

● 声门上型喉癌

多原发于会厌舌面根部。早期无任何症状，甚至肿瘤发展至相当程度时，仅有轻微或非特异的感觉，如咽痒、异物感、吞咽不适感等，往往在肿瘤发生淋巴结转移时才引起警觉。该型肿瘤分化差，发展快，出现深层浸润时可有咽痛，向耳部放射。如肿瘤侵犯杓状软骨、声门旁或喉返神经可引起声嘶。晚期患者会出现呼吸及吞咽困难、咳嗽、痰中带血、咯血等。因此，中年以上患者，出现咽喉部持续不适者，应重视，及时检查以及早发现肿瘤并治疗。

- 声门型喉癌

由于原发部位为声带，早期症状为声音的改变，如发音易疲倦，无力，易被认为是"咽喉炎"，因此40岁以上，声嘶超过2周者，应当仔细行喉镜检查。随着肿瘤的进展，可出现声嘶加重甚至失声，肿瘤体积增大可致呼吸困难。晚期随着肿瘤向声门上区或下区发展，可伴有放射性耳痛、呼吸困难、吞咽困难、咳痰困难及口臭等。最后可因大出血、吸入性肺炎或恶病质死亡。该型一般不易发生转移，但肿瘤突破声门区则很快出现淋巴转移。

- 声门下型喉癌

该型少见，原发部位位于声带平面以下，环状软骨下缘以上。因位置隐蔽，早期症状不明显，易误诊。在肿瘤发展到相当程度时可出现刺激性咳嗽，咯血等。声门下区堵塞可出现呼吸困难。当肿瘤侵犯声带则出现声嘶。对于不明原因吸入性呼吸困难、咯血者，应当仔细检查声门下区及气管。

- 跨声门型喉癌

指原发于喉室，跨越声门上区及声门区的喉癌。早期不易发现，肿瘤发展慢，从首发症状出现到明确诊断需要六个月以上。

下咽癌的类型及表现有哪些？

下咽部在临床上分为三个解剖区：梨状窝、环状软骨后区（简称环后区）、喉咽后壁区。在原发性下咽恶性肿瘤中，绝大多数（约95%）为鳞状细胞癌。下咽癌多发生在梨状窝，其次为喉咽后壁，环后区最少。梨状窝癌和喉咽后壁癌多发生在男

性，而环后癌多发生在女性。下咽癌的好发年龄为
50～70岁。

临床表现如下：

● 喉咽部异物感、吞咽疼痛或进行性吞咽困
难。下咽癌侵犯喉咽腔或侵犯食管入口时常出现进
行性吞咽困难，合并颈段食管癌时更明显。

● 声音嘶哑　肿瘤侵犯喉部，累及声带；或侵
犯声门旁间隙；或侵犯喉返神经时均可出现声嘶，
且常伴有不同程度的呼吸困难。

● 咳嗽或呛咳　因声带麻痹、喉咽组织水肿或
肿瘤阻塞，在吞咽时唾液或食物可误入气管而引起
呛咳，严重时可发生吸入性肺炎。

● 肿瘤组织坏死或溃疡时常出现痰中带血。

● 颈部肿块　约1/3的患者因颈部肿块作为首
发症状就诊。肿块通常位于中颈或下颈部，多为单
侧，少数为双侧。肿块质硬，无痛，且逐渐增大。

● 下咽癌晚期时，患者常有贫血、消瘦、衰竭
等恶病质的表现。肿瘤侵犯颈部大血管时可发生严
重的出病质的表现。肿瘤侵犯颈部大血管时可发生
严重的出血。

◎ 咽喉部恶性肿瘤的早期症状有哪些呢？

声音嘶哑、发音费力、痰中带血、吞咽梗阻异
物感为咽喉部恶性肿瘤的主要表现。除此之外，以
颈部肿块为首发症状的也不少见。

喉癌的外观表现有喉咽部菜花、溃疡状新生物
或上颈部淋巴结肿大。

为什么声音嘶哑或痰中带血都要考虑咽喉癌呢？

声音嘶哑可以由声带发炎、肿胀或其他病变引起。最常见的炎症，如感冒引起的声带水肿、充血，说话过多、用嗓过度引起的声带肿胀、增生、肥厚等都可以引起声音嘶哑，这些疾病需要做喉镜检查来加以鉴别。另外，喉返神经的损伤或压迫也可以出现声音嘶哑，如颈部手术损伤喉返神经，胸腔或纵隔内占位病变（肺癌、食管癌等）也可以引起喉返神经的压迫从而出现声音嘶哑，这些疾病需要做颈部或胸部 CT 检查来鉴别。

什么是声带息肉？声带小结？声带白斑？淀粉样变？

声带息肉或小结是良性病变，往往容易发生在用嗓过度的人身上，如老师、歌唱者、喜欢大声讲话的人、需要讲话很多的人。息肉或小结很小，只有米粒大小，会影响声带运动时的闭合，所容易出现声音嘶哑，可以做手术，经支撑喉镜或电子喉镜手术，手术后需要禁声休息至少 2 周，且以后也要尽量少说话，不然还容易复发。

声带白斑和淀粉样变虽然是良性病变，但属于喉癌前病变，一旦发现要及时手术切除，且术后定期复查，避免其进一步癌变。

什么是喉癌淋巴结转移？淋巴结转移是否一定很晚期？

癌细胞沿着淋巴管道运行，在喉部的淋巴管引

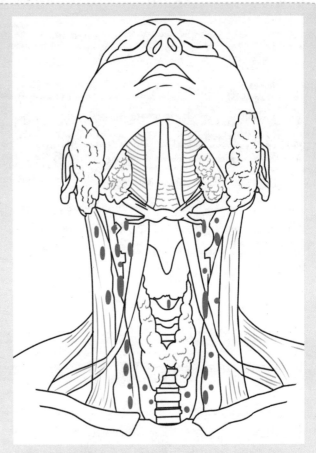

颈部有丰富的淋巴结，头颈部恶性肿瘤通过这些淋巴结转移

流区域出现淋巴结肿大叫做淋巴结转移，其大小不一，深浅不一，其数量和大小也是分期的一个重要参考指标，因此，淋巴结转移的出现并不一定代表是晚期，但在分期上有一定临床意义。

◎ 喉咽癌的主要检查手段有哪些？

电子喉镜、CT、MRI 是诊断喉咽癌的重要手段，如怀疑恶性肿瘤时则应取一小块瘤子做病理检

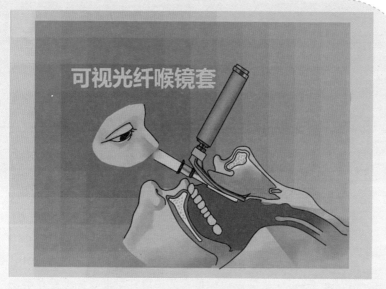

可视光纤喉镜套

查。影像＋病理检查除了可以明确肿瘤诊断外，还可对其进行准确的分期，其中Ⅰ、Ⅱ为早期，Ⅲ为中期，Ⅵ为晚期。

◎ 什么是活检？如何取？

从患者新生物处钳取部分组织做病理学检查，以进一步明确诊断，了解病情发展趋势和范围等。咽喉癌的活检根据肿瘤生长部位选择不同的活检工具，一般比较浅显的可以在直视下使用活检钳直接钳取，深部的如喉部的肿瘤则一般多在局麻下经电子喉镜或支撑喉镜下进行活检。

咽喉部肿瘤的规范化治疗

咽喉部恶性肿瘤的规范化治疗主要是手术和放化疗，其中最关键的是外科手术治疗。治疗恶性肿瘤一定要到肿瘤医院或正规医院肿瘤科就诊，不要听信祖传秘方，以免贻误病情。

◎ 咽喉部恶性肿瘤的主要治疗方法是什么？

喉咽部恶性肿瘤以手术、放化疗为主要治疗手段，手术在大多数喉咽部恶性肿瘤中起关键性作用，近年来随着放疗技术的发展在早期喉癌治疗及喉功能保留，下咽癌的降期及提高治愈率上有了显著的进展。

◎ 是否所有的喉癌手术以后都不能再讲话了？

喉癌根据其发生部位、肿瘤分期选择不同的手术方式和范围。如果分期比较早，一般采用部分喉切除术，那么手术后保留了部分喉组织，以后还是可以讲话的，只是声音质量会有变化。而如果是做的喉全切除术，则手术后失去喉体，也失去正常讲话功能，但是可以通过其他方法练习或二期手术再次说话，如电子喉、食管发音等。

◎ 什么是气管切开？哪些种类的喉癌患者需要做气管切开手术？

咽喉癌手术前会预先做气管切开，在颈部正中切开气管，并放入一个导管帮助呼吸，以及手术过程中接麻醉机器，手术恢复后是可以拔除气管导管的。部分喉切除的患者，虽然保留了一部分喉，导管未拔出前因为气体不经过声门，暂时性的无法说话，按住导管口或拔出导管后就可以说话了。其他一些不做手术的患者，如咽喉部肿瘤堵塞了呼吸道引起呼吸困难的患者，做放疗的患者，都要做气管切开，帮助通气。另外，还有一些长期需要使用人工呼吸机、下呼吸道堵塞需要人工排痰、颈椎骨折为避免呼吸抑制的患者也需要做气管切开。

◎ 气管切开手术后吃饭受影响吗？咳嗽咳痰从哪里出来？

气管切开后只是呼吸通道发生了改变，是不影响进食的。和正常人一样通过口腔进食。痰可以从导管口咳出来。

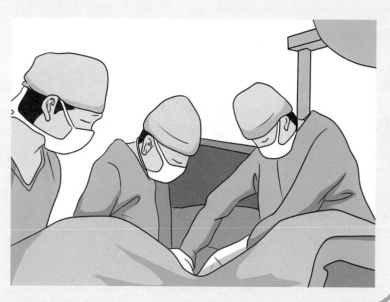

◎ 气管切开手术后什么时候可以拔管？哪些需要终身带管？终身带管生活中应该怎样护理？

　　手术恢复过程顺利的患者一般术后 10 天左右就可以拔管了，有一些患者手术后气管环因为瘢痕或其他原因导致狭窄，拔管后有可能影响呼吸的就不能拔管，需要终身带管呼吸。在日常生活中，建议导管内套管每天都要取出来清洗并高温煮沸消毒，放凉以后再放入外导管内，平常如果经常有痰从导管出来的，管口处要经常清理，并保持室内一定湿度，多喝水，避免痰痂堵塞导管引起呼吸不畅。

◎ 咽喉部恶性肿瘤的辅助治疗方法有哪些？

　　基因研究在癌症的发病、早期诊断、姑息性治疗显示出光明的前景，中医中药对术后恢复调理有积极的意义。

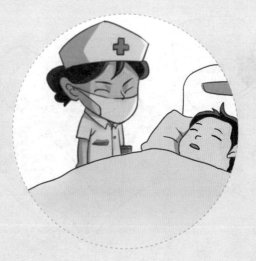

⊙ 得了喉咽癌还能说话吗？

随着外科技术的不断进步，对早中期的喉咽癌通过喉功能保留手术，术后大多数患者是能说话的，只是音色音调不如术前，但正常沟通交流是不成问题的。

⊙ 早期的喉咽癌一定要动刀子吗？

答案是否定的，如果你分期较早那么适形调强放疗、CO_2 激光手术都是患者的福音，它们可以在保证与手术相近的疗效同时让你保留良好的嗓音功能、减轻手术痛苦及住院时间。

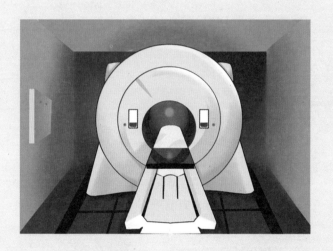

咽喉部肿瘤的康复管理

咽喉部恶性肿瘤在接受规范化治疗后，还要遵医嘱进行康复管理。康复管理的目的一方面是随访治疗效果，另一方面是在医护人员指导下恢复健康，更好的生活！

◎ 什么是咽喉部的功能重建？

喉咽早中期肿瘤完全可以通过适当的术式及同期的功能重建来保留喉咽功能。

如果晚期的喉咽癌行了全喉下咽切除术，那么食管发音、电子喉、人工喉也可解决部分语言功能，日常的沟通是不成问题的。

◎ 什么是人工喉？

人工喉有两种。

一种是簧片式人工喉，优点是声音响亮，吐词清楚，接近患者手术前的音色，缺点是使用时需要用手固定，且需要拔出一颗磨牙。

另一种是电子喉，优点是不需要进行特许训练就可以使用，可以长时间交流，缺点是使用时必须用手固定，发音与正常人稍有区别，缺乏抑扬顿挫感，类似于机器人的声音，且价格也较贵。

◎ 食管发音如何训练？难度大吗？

通过吞咽动作或吸入动作将空气引入，利用食管内负压，将空气压入食管，然后再收缩腹肌，上抬膈肌，增加胸内压力，压迫食管，有控制地徐徐放出空气以振动食管入口处和咽喉部的某些皱襞，再经过咽、鼻、口腔、舌头、牙齿、颊部、唇等部位加工及共鸣发出声音。其优点是简单，方便，经过训练就可以张口说话，缺点是连贯性差，不能说太长的句子，且并不是每一个人都可以练习成功的。

◎ 什么是心理语音康复？

积极参加工作及社会活动，回归社会、重塑康复的信心、转移心理压力有利于保持平衡的心理状态。我院开展的发音训练班也是语音康复的重要手段。

◎ 定期随访为什么很重要？

喉咽部恶性肿瘤治疗后复发多在 1~3 年，出院后 1、3、6、12 个月带好病历资料定期门诊随访，1 年以后每年随诊一次，随访时间不应少于 5 年。如出现颈部肿块，痰血、呼吸困难、声嘶加重等应随时就医。

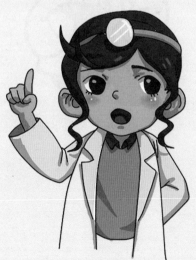

91

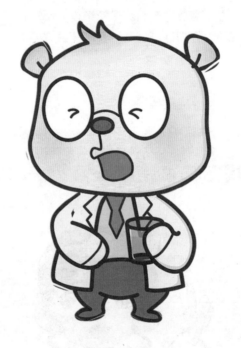

4

鼻 - 鼻窦恶性肿瘤

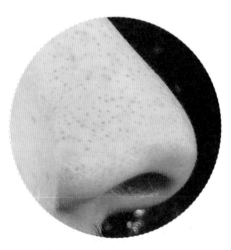

鼻

　　肉眼能够看到的面部鼻子只是外鼻，还有更深更大的鼻腔、鼻甲、鼻道等。

　　鼻腔被鼻中隔分成左右两部分。鼻腔的范围比外鼻大得多。在它的外侧壁有3个隆起的组织，分别称为下鼻甲、中鼻甲和上鼻甲。各鼻甲之间的空隙称之为鼻道，鼻窦内分泌物就从各鼻道引流出来。

认识我们的鼻和鼻窦

鼻是我们的外呼吸器官，空气从鼻部吸入进入气管，然后到达肺部。鼻腔里的鼻毛可以过滤灰尘，鼻粘膜可以加热、湿润干燥的空气。

◎ 鼻窦在什么位置？

鼻窦为鼻旁颅骨中的含气空腔，左右成对，共四对，开口于鼻腔。包括：额窦、筛窦、蝶窦、上颌窦。各鼻窦窦口小，鼻窦黏膜与鼻腔黏膜相连续，各部位彼此毗邻。

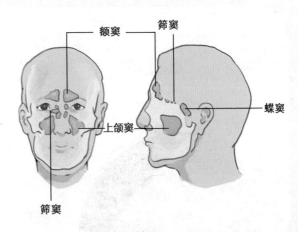

鼻窦的解剖

◎ 鼻、鼻窦有哪些功能

● 呼吸功能

鼻腔黏膜的分泌腺和分泌细胞对吸入的空气进行加湿。这样，我们吸入的干冷空气，经过鼻腔的加工就变得温暖和湿润，不至于对下呼吸道产生刺激。鼻腔的另一个重要功能就是清除这些物质，使空气变得洁净。空气中大的颗粒性物质经过鼻孔后，先被鼻毛阻挡，然后再由鼻黏膜的黏液纤毛运输系统进行更彻底的清除。黏液纤毛运输系统存在于鼻腔、鼻窦、气管支气管、咽鼓管、中耳等处。

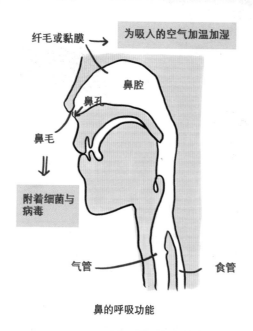

纤毛或黏膜　为吸入的空气加温加湿

鼻腔

鼻孔

鼻毛

附着细菌与病毒

气管　食管

鼻的呼吸功能

● 嗅觉

鼻腔嗅区黏膜和嗅细胞，起着识别、报警、增加食欲和影响情绪的作用。

● 反射功能

鼻腔最重要的反射有鼻肺反射和喷嚏反射，鼻肺反射是鼻部刺激核疾病引起支气管病变的原因之一。当鼻黏膜受到刺激时发生一系列的反射动作如深吸气、悬雍垂下降、舌根上抬、腹肌和膈肌剧烈收缩、声门突然开放、气体从鼻腔急速喷出，借以清除鼻腔的异物和刺激物等。

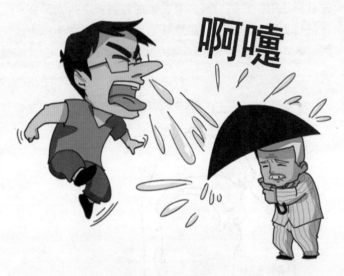

● 发声共鸣

鼻腔鼻窦在发声时产生共鸣，使声音悦耳动听，鼻音是语音形成的重要部分。

● 分泌和免疫

鼻黏膜的上皮细胞、黏膜下腺体、分泌性细胞产生大量分泌物分泌免疫物质，构成免疫系统的基础。鼻腔黏膜表面积约 $150cm^2$，这些黏膜上皮细胞可以使吸收的药物迅速进入血液循环。

● 其他

鼻窦空腔减轻头颅重量，减少颈部肌肉张力，使头部运动灵活，增加头颅在水中的浮力；缓冲冲撞力，保护重要器官；鼻窦还有保温绝热的作用。

◎ 鼻部常见的良性病变有哪些?

● **什么是鼻炎?**

各种病菌或刺激因素引起鼻腔黏膜性炎症反应，可表现为清鼻涕、鼻塞、喷嚏、嗅觉减退等症状。

● **什么是鼻窦炎?**

呼吸道的病毒、细菌、真菌等引起鼻窦黏膜的炎症改变，以细菌感染比较多见，多表现为脓鼻涕、鼻塞、头痛等症状。

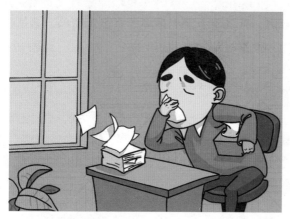

● **什么是鼻息肉?**

鼻息肉是中鼻道、鼻窦黏膜由于水肿而突出的炎性组织，常脱垂于总鼻道，外观类似于荔枝，透明白色状，也可呈灰白色、淡黄色或淡红色，表面光滑。

● **什么是鼻 - 鼻窦良性肿瘤?**

常见的有血管瘤、乳头状瘤和骨瘤。其中内翻性乳头状瘤术后易复发，复发率28%～74%，多次手术后可产生恶变，恶变率在5%～15%。它们均可手术切除。

认识鼻 - 鼻窦恶性肿瘤

鼻 - 鼻窦部位也会发生恶性肿瘤，有一些癌前疾病如果未经正规诊治，可能进展为恶性肿瘤。因此，如果鼻部长期出现症状，要去正规医院诊治。

◎ 什么是鼻 - 鼻窦癌？

发生在鼻腔、鼻窦的恶性肿瘤称之为鼻 - 鼻窦癌。鼻窦癌中发生最多的是上颌窦癌，多见于 50 ~ 60 岁的男性。

◎ 鼻 - 鼻窦癌有哪些种类？

鼻腔和鼻窦恶性肿瘤绝大多数为鳞状细胞癌，其次为腺癌，还有淋巴上皮癌、嗅神经母细胞瘤、恶性黑色素瘤、鼻 NKT 细胞淋巴瘤、内翻性乳头状瘤恶变等。

◎ 鼻窦炎和鼻息肉会变成鼻窦癌吗？

长期炎性刺激可使假复层柱状上皮发生化生，转化为鳞状上皮，从而成为鳞癌发生的基础。虽然并非鼻炎、鼻窦炎、鼻息肉都会变成癌症，但一旦发现炎症，要及时控制住，避免其继续发展，逐步恶化甚至恶变。

鼻息肉

◎ 鼻窦癌的高危因素有哪些？

长期吸入镍、砷、铬及其化合物，接触硬木屑及软木料粉尘，接触氯酚的家具制造业的工人多患有鼻 - 鼻窦癌。

◎ 哪些良性肿瘤可能变成癌？

鼻息肉、内翻性乳头状瘤多次复发及手术可以恶变；鼻硬结病、混合瘤、神经鞘膜瘤、纤维瘤等也可发生癌变。

◎ 鼻窦癌可以预防吗？

目前为止还没有鼻窦癌的预防方法，所以早发现、早诊断、早治疗仍然重要。那么如何早期发现鼻窦癌呢？

对于 40 岁以上，鼻部症状呈一侧性、进行性加重者要仔细检查，提高警惕。经久不愈的鼻窦炎表现如血脓鼻涕，头痛，面部压迫症状等要引起重视。首选检查方法推荐鼻窦 CT，因鼻窦位置深，常规的鼻内镜和肉眼检查有很大局限性，故提倡早检查，早发现，早治疗，预后才好。

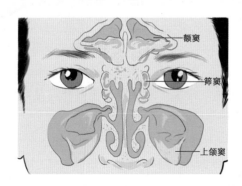

鼻 - 鼻窦恶性肿瘤的症状

早期诊断鼻 - 鼻窦恶性肿瘤的关键是患者重视鼻 - 鼻窦部症状或不适，特别是进行性加重的症状。肿瘤侵犯其他部位，会出现非鼻 - 鼻窦部位的症状。

◎ 鼻腔恶性肿瘤有些什么表现？

因肿瘤发生于鼻腔通道，首先引起鼻塞症状明显，易于被发现，常伴有鼻出血，血脓性分泌物，有臭味等，发现时多为早期。

◎ 鼻窦恶性肿瘤有些什么症状？

● 牙疼不一定是牙或牙龈的问题，要警惕上颌窦癌。

因上颌窦与牙列、牙龈、牙槽骨关系密切，上颌窦内的肿瘤容易压迫或破坏牙槽骨等引起牙疼或牙列麻木；有很多反复牙疼的患者以为是牙齿的问题，拔除了可疑病牙以后牙疼症状仍然没有好转，这个时候就不能一味地看口腔科了，要去耳鼻喉科检查一下，做个鼻窦的检查，如鼻窦 CT。

上颌窦癌常见症状：牙齿疼痛、松动、脱落；牙龈肿胀、溃疡、硬腭及唇龈沟呈半圆形隆起、面部隆起、眶下缘隆起、张口困难、神经性疼痛。

● 视物模糊、眼球突出也并非只是眼睛的问题，要警惕筛窦癌。

筛窦与眼睛、眼眶关系密切，相隔薄如纸板，因此筛窦的肿瘤很容易推挤和压迫眼球，侵犯眼眶、视神经、眼部肌肉引起眼部相关症状。

● 筛窦癌常见症状

鼻塞、血涕、头痛、嗅觉减退、突眼、眼球运动障碍、上睑下垂、视力减退等。

● 额窦恶性肿瘤

前额及眶上内缘隆起或破坏，眼球活动受限。

● 蝶窦恶性肿瘤

涕中带血、颅顶、眶后、枕部隐痛。眼球移位或运动障碍。

鼻 - 鼻窦癌的早期主要症状有哪些?

鼻窦位置较深在，往往不容易被发现，症状出现晚，且易误诊，早期确诊较难。

早期患者多有单侧进行性鼻塞、涕血、恶臭脓涕或肉色水样涕。可伴有头胀、头痛、嗅觉减退或丧失。

鼻 - 鼻窦癌的早期主要体征有哪些?

鼻腔新生物呈菜花状，鼻甲被推移、鼻面部隆起，眼眶或牙龈出现麻木疼痛压迫感等。

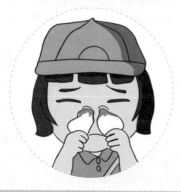

鼻 - 鼻窦恶性肿瘤的诊断

鼻 - 鼻窦恶性肿瘤的诊断要依靠一些特殊的检查，例如鼻内镜、喉镜、CT、病理活检等，医生会根据你的症状为你制定合适的检查策略。

◎ 鼻 - 鼻窦恶性肿瘤的主要检查手段有哪些？

鼻 - 鼻窦部恶性肿瘤的主要检查手段有鼻内镜、纤维鼻咽镜、鼻窦 CT、MRI、活检。

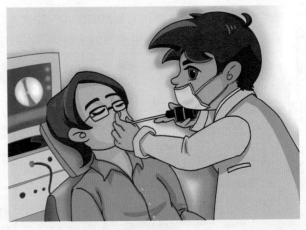

鼻内镜检查

◎ 做鼻内镜和纤维鼻咽镜检查疼吗？难受吗？

这两个检查都是从鼻腔进入，鼻内镜是硬质的，比较短，不能拐弯，多用于检查鼻腔，鼻道；而纤维鼻咽镜较长，且是软的，头端可以拐弯，在察看鼻咽部咽鼓管口、圆枕、咽隐窝时有一定优势。这两个检查在检查前都会在鼻腔使用麻黄碱收缩鼻甲和使用表面麻醉剂，如丁卡因。这样，检查时就不会有疼痛感或刺激敏感（打喷嚏）等。

◎ 哪些人需要做鼻窦 CT 和磁共振？

凡是怀疑鼻窦病变的患者，想要清楚了解鼻窦内情况的都可以做鼻窦 CT 扫描，CT 可清楚显示鼻-鼻窦、骨、软组织、含气窦腔和邻近部位，如眼眶、颅底、翼腭窝及鼻咽部的影像及病变范围。

磁共振检查对软组织的辨认能力高于 CT，详细观察肿瘤与周围软组织、淋巴结的解剖关系，准确反映肿瘤与血管的关系。

◎ 活检需要注意什么？

活检是在局部麻醉下进行，一般使用 1% 丁卡因表面麻醉，1% 麻黄碱收缩鼻腔后，在鼻内镜直视下钳取肿瘤组织块，为了减少钳取到坏死组织出现阴性结果的几率，可能需要取多块组织，同时损伤面积扩大，鼻腔出血可能会较多，一般活检后予以鼻腔填塞压迫都可止血。

鼻 - 鼻窦恶性肿瘤的治疗

鼻 - 鼻窦恶性肿瘤一旦确诊后，应尽早到正规医院进行治疗，包括肿瘤医院以及大型综合医院的肿瘤科，不要道听途说，也不要迷信，以免贻误病情。

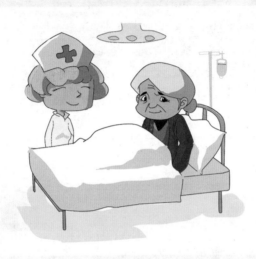

◎ 鼻 - 鼻窦癌都可以手术吗？

并不是所有的鼻 - 鼻窦癌患者都适合手术治疗。局限于鼻腔、鼻窦，或者侵犯周围骨质或颅底骨质，范围局限在前颅窝而没有远处转移的患者可选择手术治疗。

◎ 鼻 - 鼻窦癌手术范围大不大？

除少数体积小、表浅而局限的恶性肿瘤外，大多数都需要经面部作外切口或经口腔进行手术，对面部容貌有影响。根据肿瘤部位不同，切除的范围和损伤的器官也不同，分期早的肿瘤损伤周围组织器官的几率更小，如有的眼球可以保留，手术后整个面部的结构没有太大的变化。而有一些肿瘤可能还需要摘除眼球和眼内容物，这种手术创面很大，对面容破坏程度也大，所以一定要早发现、早治疗，手术后效果才会好，面容缺损范围才不至于很大。

◎ 鼻 - 鼻窦癌可以放疗吗？

单独根治性放疗只适用于对放射线敏感的肉瘤、未分化癌等，但疗效并不满意。目前多主张术前放疗，缩小癌肿，为手术做准备，放疗后 6 周进行手术切除。

◎ 鼻 - 鼻窦癌放疗时需要注意什么？

放疗不能过量，以免引起术后愈合不良，放射性骨坏死或咬肌纤维化影响口腔功能和面部变形，因此放疗时要注意口腔功能锻炼，张口练习。

◎ 鼻 - 鼻窦癌需要化疗吗？

放疗的同时加用高剂量的动脉灌注化疗，也能取得较好的效果，但还有待进一步研究。

鼻 - 鼻窦恶性肿瘤的康复

鼻 - 鼻窦恶性肿瘤患者在接受规范化治疗后，需要进行康复管理。一方面医生要随访治疗效果，另一方面帮助你恢复健康。

◎ 功能重建

鼻窦癌手术范围大，对面部损伤大，对面容及口腔，咬合功能影响都不小，因此术后这些部位的功能锻炼和修复是很重要的，有的涉及口腔托的制作，张口锻炼及咬肌锻炼等。

◎ 心理语言康复

鼻窦癌手术对于面部容貌损伤大，可能会给患者造成心理上的落差甚至不接受容貌的改变，需要进行长期的心理疏导。因为鼻腔鼻窦在语言发音共鸣方面起着很重要的作用，手术后，这些区域的破坏势必也会影响语言发音等，这个也需要长期慢慢锻炼，咬文嚼字发音准确和共鸣。

◎ 如何定期随访?

肿瘤的复发率与治疗方式没有相关性，而与分期关系密切，分期越晚，复发率越高，大部分病例是 3 年内复发的，所以 3 年内一定要密切复查，早期发现局部复发灶，以便进一步治疗。

5

鼻咽癌

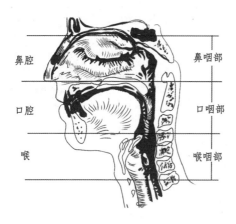

鼻腔

口腔

喉

鼻咽部

口咽部

喉咽部

鼻咽部的解剖

什么是"鼻咽"?

鼻咽是一个解剖名称，作为咽部的起始部（咽是呼吸道和消化道上端的共同通道，自上而下可分为鼻咽、口咽和喉咽），位于颅底与软腭游离缘平面，向前通过后鼻孔与鼻腔相通，后壁平对第1、2颈椎，下方与口咽相通。易受到气候、环境污染等因素的影响，加之吸烟饮酒等不良习惯的作用，易受感染。

什么是"鼻炎"?

鼻炎是一种疾病名称，即鼻腔炎性疾病，是细菌、病毒、变应原、各种理化因素及某些全身性疾病引起的鼻腔黏膜炎症。

107

认识鼻咽癌

鼻咽癌是发生于鼻咽部黏膜上皮的恶性肿瘤，好发于我国南方地区，男性比女性多见。

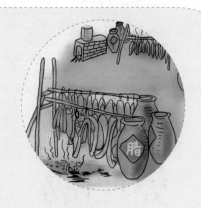

◎ 什么是鼻咽癌？

鼻咽癌是发生于鼻咽部黏膜上皮的恶性肿瘤，好发于我国南方地区，尤其是广东省、广西壮族自治区、福建省、湖南省等。男性发病率为女性的2~3倍，40~50岁为高发年龄组。

◎ 鼻咽癌的病理分型有哪些？

鼻咽癌的病理分型为鳞状细胞癌（高分化、中分化、低分化）；非角化性癌；未分化癌；泡状核细胞癌；腺癌；原位癌等。95%~98%为低分化鳞状细胞癌。

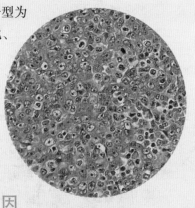

鼻咽癌的病理图像

◎ 鼻咽癌的致病因素有哪些？

EB病毒的感染；长期食用亚硝胺盐含量较高的食物（如咸鱼、腊味食品）；微量元素（如镍）的异常；维生素的缺乏和性激素的失调；遗传易感性（人类白细胞抗体及染色体异常）等。

什么是 EB 病毒？

EB 病毒是一类嗜 B 淋巴细胞的人类疱疹病毒，人类是其唯一的宿主。通过唾液进入咽部，主要感染咽部上皮细胞和 B 淋巴细胞，以无症状的临床感染最为常见。

EB 病毒感染与哪些疾病相关？

EB 病毒感染与鼻咽癌、传染性单核细胞增多症、Burkitt 淋巴瘤、获得性免疫缺陷综合征相关淋巴瘤以及某些自身免疫疾病，如类风湿性关节炎、干燥综合征等发病有关。

鼻咽癌会遗传吗？

鼻咽癌具有人群易感性，并有明显的种族及家族聚集现象。有报道显示，鼻咽癌患者的一级亲属的发病率是正常人群的 6~19 倍。

为什么鼻咽癌确诊时很少是早期？

由于鼻咽部解剖位置隐匿，早期病灶不易发现，75% 的鼻咽癌患者就诊时就已经是局部晚期。

鼻咽癌患者的 5 年生存率高吗？

文献报道早期鼻咽癌患者 5 年生存率可达80%~95%，晚期鼻咽癌约 62.5%。而临床分期每降低 1 期，5 年总生存率能提高 15% 以上。因此早期诊断、筛查对提高鼻咽癌患者的总生存率及预后有重要意义。

鼻咽癌的早期诊断

鼻咽癌的一个常见症状是长期出现鼻涕带血，
当然还有一些鼻部疾病也会引起鼻涕带血，因
此，出现症状后要尽早去医院查明原因。

◎ 鼻咽癌有什么临床表现？

多数患者会有鼻涕带血、回缩性涕中带血、鼻
出血等鼻部症状，肿瘤生长较大时会出现鼻塞。也
有表现为单侧耳闷、听力下降等耳部症状或以颈部
包块为首发症状。部分表现为颞顶部或枕部持续性
头痛、原因不明的脑神经损害症状（如面部麻木、
复视、上睑下垂、视力下降、眼球运动障碍、视野
缺损等）。

◎ 鼻咽癌的诊断方法有哪些？

鼻咽癌的常见诊断方法有：①鼻咽部增强 CT/
MRI；② EB 病毒血清学检查；③高度怀疑鼻咽癌者
应行详细的耳鼻咽喉科检查（电子纤维鼻咽镜检查
或间接鼻咽镜检查）。

对可疑鼻咽部新生物，立即行鼻咽部活检，获
得病理组织学诊断。

◎ 为什么需行颈部淋巴结穿刺或活检？

临床上主要用于鼻咽部未发现肿块的颈部包块
患者，或需了解是否有颈淋巴结转移。

为什么鼻咽癌患者会出现耳部症状？

　　肿瘤位于咽隐窝或咽鼓管圆枕区时，导致咽鼓管咽口的阻塞，出现分泌性中耳炎，导致患者出现耳闷、听力下降的症状。

为什么鼻咽癌患者会出现无痛性颈淋巴结肿大？

　　鼻咽部黏膜下淋巴组织丰富，鼻咽癌病理组织学恶性程度高，所以出现颈部淋巴结转移率高，转移发生较早，可呈全颈转移，也可表现为跳跃式转移。转移淋巴结可融合成团块，也可表现为单发淋巴结，质地较硬。

为什么鼻咽癌患者会出现头痛症状？

　　鼻咽癌患者的病灶若发生于鼻咽颅底部、蝶窦、斜坡等骨组织或病灶累及咽旁软组织可导致患者出现躯体性疼痛。若病灶侵犯、压迫三叉神经等颅神经可导致患者出现神经性疼痛（头痛）。疼痛较严重，部分患者首发症状表现为剧烈头痛。

为何鼻咽癌患者需行鼻咽部 CT 检查？

　　可以明确肿瘤的范围，了解眼眶、翼腭窝、鼻窦、鼻腔是否有侵犯，颅底骨质是否有破坏，以便分期及治疗后对比。

为什么鼻咽癌患者需行 MRI 检查？

　　MRI 检查可了解肿瘤有无颅内侵犯，以及对鼻咽癌局部肿瘤残留或复发病灶的检出及范围有较高的价值。

为什么鼻咽癌患者还需行常规的胸片、腹部 B 超、骨扫描等检查？

为了了解肿瘤是否有远处转移，以便肿瘤分期。

EB 病毒血清学检查主要观察哪几种指标？

主要观察 EBV VCA-IgA、EA-IgA 和 EBV-DNA。有报道显示，感染 EB 病毒的细胞能够表达多种抗原，其中衣壳抗原（VCA）、早期抗原（EA）是最常见的两种抗原，而两者相对应的抗体为 VCA-IgA 和 EA-IgA。由于 VCA 的免疫原性很强，多数鼻咽癌患者可表现出 VCA-IgA 阳性，且随着治疗进展，VCA-IgA 水平逐渐降低。EB 病毒感染开始复制时会产生 EA，EA-IgA 的出现为机体 EBV 复制的标志之一，对鼻咽癌的特异性较强，但其灵敏度偏低，特别是 EA-IgA 水平与鼻咽癌病情进展无明显相关性时。EB 病毒 DNA（EBV-DNA）拷贝数能直接反映体内 EB 病毒的数量，能够反映患者的病情及预后。

EB 病毒血清学检查报告显示单项阳性就一定是鼻咽癌吗？

EB 病毒血清学检查作为鼻咽癌诊断的辅助指标，可发现鼻咽癌高危人群，主要应用于鼻咽癌高发地区的人群普查，它作为协助诊断的指标或随访指标。但因存在假阳性（如传染性单核细胞增多症会导致 EA-IgA 阳性）及假阴性（如检测仪器和试剂盒的灵敏度不够），不能单以此确诊鼻咽癌。

◎ EB 病毒血清学检查何种情况疑鼻咽癌高危?

有以下情况之一者: ① EBV VCA-IgA 抗体滴度 ≥1:80; ② EBV VCA-IgA, EA-IgA 和 DNAs 三 项指标中任何两项为阳性者; ③或任何一项指标持续高滴度或滴度持续升高者疑为鼻咽癌高危,需密切随访。

◎ 为什么有的鼻咽癌患者需要多次活检才能确诊?

鼻咽癌活检成功率与病灶的部位、大小、肿瘤生长的形状(部分呈黏膜下型)以及术者的熟练程度有关,对可疑病例不能以一、二次活检阴性就否定鼻咽癌的诊断,需要密切随访,必要时应反复多次进行鼻咽部活检。

◎ 鼻咽镜未见异常就能排除鼻咽癌吗?

需要警惕鼻咽原发癌灶可能在不影响黏膜外观的情况下直接向颅内侵犯。因此,鼻咽镜未见异常不能排除鼻咽癌。

◎ 是否所有鼻咽部黏膜增厚、结节状隆起都是鼻咽癌?

不是。如儿童腺样体肥大、慢性鼻咽炎、鼻咽部非霍奇金淋巴瘤(结外淋巴瘤)等也会出现鼻咽部黏膜增厚、结节状隆起。

鼻咽癌的规范化治疗

一旦确诊鼻咽癌，应尽早到正规医院进行规范化治疗，不要听信祖传秘方，也不要听信病友间的小道消息，以免贻误病情。

◎ 鼻咽癌主要治疗方式是什么？

放疗为首选，放化疗结合的综合治疗是主要的治疗方式。同步放化疗更能提高局部进展期鼻咽癌患者的生存率。

◎ 鼻咽癌需要手术吗？

随着医疗事业及技术的创新发展，有报道对行根治性放疗后局部残留及复发的鼻咽癌患者行经鼻内镜挽救性手术治疗。

◎ 鼻咽癌放射治疗的方式有哪些？

鼻咽癌患者常选择的放疗方式有三维适形放疗和调强放疗。基于鼻咽癌对放疗的量效关系，目前调强放疗已被证明能更有效地提高鼻咽癌患者的局部控制率、总生存率，能更好地减少周围组织的损伤。强烈推荐！！

◎ 为什么部分鼻咽癌患者需要行综合治疗？

因部分鼻咽癌患者就诊时已是中晚期，加之鼻咽癌病理多数为低分化鳞状细胞癌，恶性程度高，易出现远处转移。鼻咽癌治疗失败的主要原因是局部复发和远处转移。化学治疗对放疗起到了补充作用，因此，放化疗结合的综合治疗其主要治疗方式。

◎ 鼻咽癌化疗与放疗相结合的方式有哪些?

可选择同期（放）化疗、诱导化疗或辅助化疗，具体详听医生的建议。

◎ 同步放化疗有何优缺点?

同步放化疗又称同期放化疗，指放疗的同时应用化疗。文献报道，化疗与放疗在杀伤肿瘤细胞上具有协同作用，部分化疗药物具有放疗增敏作用，可以增加放射敏感性，提高放疗效果。同时，化疗可以抑制放疗杀伤的细胞再修复，缩短了总治疗时间。但有报道称，同步放化疗会导致放疗急性反应有所增加，晚期毒副反应也有增多。

◎ 何为诱导化疗?

诱导化疗又称新辅助化疗，是指放疗前进行的化疗。理论上，由于放疗前肿瘤的血供较好，行放疗前诱导化疗有利于增加肿瘤组织局部的药物浓度，有利于迅速缓解症状，减低肿瘤负荷，提高放疗敏感性，缩小肿瘤体积。但其是否有助于提高鼻咽癌患者的生存率目前尚存争议。

◎ 何为辅助化疗?

辅助化疗是指放疗结束后进行化疗，既能够直接作用于放疗不敏感的细胞，减少局部残留癌细胞，提高肿瘤的局部控制率。又能有效杀死远处转移的亚临床病灶癌细胞，理论上可降低鼻咽癌患者远处转移率，提高生存率。

◎ 鼻咽癌可选择分子靶向治疗吗?

表皮生长因子受体（EGFR）在鼻咽癌细胞中表达可高达 80%～90%，有报道称 EGFR 及其配体在肿瘤恶性行为中发挥重要作用，涉及增殖、分化、抗凋亡、血管新生物和转移等多方面。已有基础研究证明 EGFR 拮抗剂可明显抑制鼻咽癌细胞株的生长、增殖及增加放化疗对鼻咽癌细胞株的杀灭作用，展示了鼻咽癌治疗的前景。

目前尚无临床试验肯定分子靶向治疗在局部区域晚期鼻咽癌患者的疗效，其不良反应及治疗费用是选择应用中不可忽视的问题。

◎ 为什么部分鼻咽癌患者放疗前期疼痛反而加重?

放疗前期因肿瘤水肿，疼痛反而加重，此期间患者疼痛剧烈，至放射治疗 2 周左右，疼痛才逐渐受控。此期间可使用药物减缓患者疼痛。

◎ 鼻咽癌常见放疗相关并发症有哪些?

常见有口腔黏膜溃疡、口腔疼痛、口干、张口受限、味觉改变、放射性龋齿、放射性皮炎、分泌性中耳炎、耳聋、鼻咽部大出血等。

◎ 鼻咽癌放疗后出现耳闷胀感怎么办？

行耳镜检查，如存在鼓室积液，考虑分泌性中耳炎，可行鼓膜穿刺术或鼓膜切开置管术以缓解症状。

◎ 部分鼻咽癌患者放疗后为什么会出现神经性耳聋？

放射治疗过程中射线直接损伤耳蜗毛细胞以及放疗所引起的鼓室积液、毒素等经圆窗膜吸收进入淋巴液造成内耳毛细胞损伤、内耳血管功能障碍、内耳血管栓塞或血栓形成。内耳损伤以高频为主。

◎ 部分鼻咽癌患者放疗后为什么会出现分泌性中耳炎？

放射治疗导致鼻咽局部组织纤维化、干痂附着、腺体萎缩、淋巴回流受阻、咽鼓管黏膜充血水肿等可影响咽鼓管功能，导致分泌性中耳炎。

◎ 为什么有患者会出现鼻咽部大出血？

鼻咽部大出血为鼻咽癌患者十分严重的并发症，主要原因是肿瘤复发、血管侵犯以及放射损伤。临床上以出血量的多少将其分为急性致死性大出血及反复少量出血，其中急性致死性大出血虽不常见，但其一旦发生极易危及生命。

◎ 鼻咽部大出血怎么办？

首先需保持呼吸道通畅，避免将血下咽，不能憋气。立即行切管切开术或鼻腔填塞术、血管结扎术。有条件可行介入性颈内动脉栓塞。

◎ 为什么部分鼻咽癌患者放疗后会出现放射性口干、口腔黏膜炎？

　　人类口腔黏膜表层是更新速度较快的复层扁平上皮，尤其是舌腹、舌侧缘等，对放射性比较敏感，极易出现放射性黏膜损伤。放射线在杀伤鼻咽肿瘤细胞的同时，射野内的正常组织细胞也会受损伤。同时在照射范围内的涎腺，如腮腺、唾液腺的功能受到抑制，唾液分泌减少（导致口干），黏液成分增加，pH下降，口腔自洁能力下降，极易诱发细菌、厌氧菌等微生物的繁殖。加之射线还可导致放射性龋齿，以致出现牙痛、口臭、咀嚼困难等，也会加重口腔黏膜反应。另外，射线还可使照射野内的微血管管壁发生肿胀、变窄或阻塞，使局部黏膜水肿，导致血供不良，进一步加重口腔黏膜炎的发生。

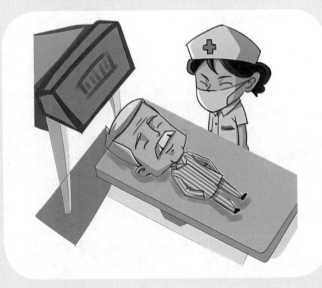

鼻咽癌的康复管理

鼻咽癌在经过规范化治疗后，后期还要进行康复管理，医生要随访你的治疗效果，此外，医护人员还要指导你的恢复健康，让你生活的更好！

◎ 什么是癌症疼痛？

癌症疼痛是指癌症、癌症相关性病变及抗癌治疗所致的疼痛，有报道显示晚期癌症患者发生中重度癌症疼痛的发生率为50%～60%。是癌症晚期患者主要痛苦的原因之一，是最难以控制、最常见的并发症之一。如果得不到恰当的止痛治疗，将严重影响患者的身心健康，可导致睡眠障碍、烦躁、焦虑、抑郁等，甚至使患者失去生活的勇气。疼痛是患者的主观感受，影响疼痛的因素很多，同一个人在不同时期的疼痛感受和不同人在同等疼痛强度下的疼痛感受差异很大。

◎ 鼻咽癌患者疼痛的影响因素是什么？

引起鼻咽癌患者疼痛的常见因素有：肿瘤因素、治疗因素及社会心理因素。患者对疾病和治疗过于忧虑和恐惧，导致情绪消极，也会增加患者的疼痛感受。

◎ 晚期鼻咽癌疼痛怎么办？

癌症疼痛的治疗目的是持续、有效的缓解疼痛，减轻药物的不良反应，从而提高患者的生存质量。晚期鼻咽癌癌症疼痛的患者应采用癌痛治疗的三阶梯方法，由弱到强逐级增加。能选择口服，尽量避免打针、输液。注意止痛药应当有规律的按时给药，而不是疼痛时才给药。

◎ 如何减少鼻咽癌放疗后鼻窦炎的发生？

建议患者住院期间及放疗后每日使用鼻腔冲洗器行鼻腔冲洗，既可提高鼻腔内纤毛黏膜的功能，又能减轻黏膜水肿、保持局部清洁，能有效减少鼻窦炎的发生。

◎ 如何预防鼻咽癌放疗后口腔黏膜溃疡的产生？

保持口腔清洁卫生，饭后漱口。多饮水，金银花泡茶饮，多食易消化、清淡、富含蛋白质及维生素的食物，以提高机体免疫水平。戒烟。

◎ 如何预防鼻咽癌放疗后张口受限？

局部自我按摩颞颌关节；张口、闭口及鼓腮训练。真人示范可参考重庆市肿瘤医院的白衣天使所录制的"张口训练操"视频，看视频请扫二维码：

◎ 如何预防鼻咽癌放疗后颈部皮肤纤维化？

早、中、晚行左旋、右旋、低头、仰头等颈部运动锻炼颈部肌肉15分钟（具体详见"张口训练操"视频）。

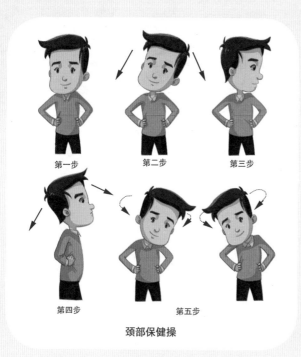

第一步　　　　　第二步　　　　　第三步

第四步　　　　　　　第五步

颈部保健操

◎ 如何预防颈部、面部放射性皮炎？

　　嘱患者防止皮肤暴晒、避免物理化学因素的刺激；放疗期间应穿低领或无领的棉质衣物，避免摩擦放疗区域皮肤；保持皮肤清洁、干燥，有汗液要及时用软毛巾擦干，不能用粗糙的毛巾、肥皂水等对照射区域皮肤进行擦洗。应温水擦浴、忌抓挠。若出现皮肤的充血、水肿甚至脱皮现象，千万不能用手将其直接撕下，需要请医师及时处理。必要时可加用射线防护剂。

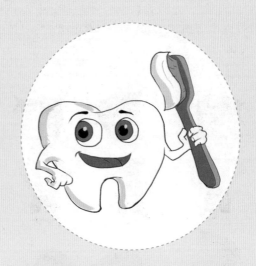

◎ 放疗期间如何正确刷牙、清洁口腔？

应选择刷头部小的软毛牙刷为宜，每次刷牙时间控制在 3 分钟，早晚清洁口腔，每天饭后使用 0.9% 生理盐水漱口，每次含漱 1.5 分钟以上。

◎ 如何减轻放射野皮肤疼痛感？

应保持放射野皮肤的干燥，避免刺激以免加重皮肤破损。若发生湿性脱皮或者水泡溃疡，可局部使用药物减缓溃疡发展速度，减少溃疡面积，达到止痛目的。

◎ 发生放疗后鼻咽大出血患者需要注意什么？

首先需要保持稳定、平和的心态，因紧张、焦虑等不良情绪会导致血压升高，从而使出血加重。需卧床休息，控制血压，防止便秘，避免屏气、用力活动。

◎ 鼻咽癌放疗前需要做口腔检查吗？

放疗前需行常规口腔检查，清洁口腔、拔除残根及残冠、拆除口腔内的金属套管及牙桥等。这样，既可减少感染及颌骨坏死的可能性，又可使肿瘤受到放射线的直接照射。

◎ 为什么鼻咽癌治疗后需要随访？

鼻咽癌治疗后随访的目的是明确有无肿瘤残留或复发，以及时采取相应的治疗措施，从而提高患者的生活质量及生存期。

◎ 鼻咽癌复查需做哪些检查项目？

电子纤维鼻咽镜、鼻咽部 MRI 以及 EB 病毒血清学检查是鼻咽癌治疗后随访的常用检查项目。具体检查项目建议听从医生安排。

◎ 为什么要定期行鼻咽镜检查鼻咽部？

电子纤维鼻咽镜检查可直接观察鼻黏膜水肿的状态，鼻道内是否有脓涕及伪膜，鼻腔内是否有粘连，鼻咽部肿物的状态等，可及时处置。

◎ 鼻咽癌治疗后多久复查一次？

若无特殊情况，在治疗结束后一月需要返院复查第一次。若症状稳定且无其他治疗时，可 3 个月后再返院复查。治疗结束后 2 年内每 3 个月复查一次，第 3～5 年每半年复查一次，5 年以后每年复查一次。需要强调，若在此期间有任何不适症状，应立即返院就诊，以免延误病情。

◎ 什么是复发鼻咽癌?

完成根治性放疗且获得完全缓解之后再次复发的鼻咽癌称为复发鼻咽癌。它进一步可分为鼻咽原发灶的复发和周围区域如颈淋巴结的复发。有文献报道显示单纯鼻咽原发灶复发最为常见，占总复发的 70%，多数发生于首程治疗后 2 年内。

◎ 出现何种症状需警惕鼻咽癌复发?

随访期如出现血性鼻分泌物和头痛，需警惕鼻咽癌复发。

◎ 复发鼻咽癌会出现远处转移吗?

复发鼻咽癌会出现远处转移，且出现远处转移的概率较原发鼻咽癌相对较高，可能是疾病发展到晚期的一个征象。仍以骨最为常见的转移部位，淋巴结、肺、肝也是常见部位，临床上还可见到腮腺、眼眶、内眦等少见部位转移病例。

◎ 影响鼻咽癌复发的因素有哪些?

鼻咽癌治疗后复发的原因是多因素的，包括肿瘤的生物学特性、解剖结构、临床分期、肿瘤累及程度与部位，以及治疗技术等。一般认为，T 分期晚者容易发生鼻咽局部的复发，N 分期晚者容易发生颈淋巴结的复发。